U0358478

周宇／主编

本草纲目

【第一册】

中医古籍出版社

图书在版编目（CIP）数据

本草纲目 : 全6册 / 周宇主编. -- 北京 : 中医古
籍出版社, 2022.9
  ISBN 978-7-5152-2269-1

Ⅰ.①本… Ⅱ.①周… Ⅲ.①《本草纲目》 Ⅳ.
①R281.3

中国版本图书馆CIP数据核字(2022)第022475号

本草纲目

主编　周宇

策划编辑	姚　强	
责任编辑	吴　迪	
封面设计	韩海静	
出版发行	中医古籍出版社	
社　　址	北京市东城区东直门内南小街 16 号（100700）	
电　　话	010-64089446（总编室）010-64002949（发行部）	
网　　址	www.zhongyiguji.com.cn	
印　　刷	德富泰（唐山）印务有限公司	
开　　本	640mm×910mm　1/16	
印　　张	96	
字　　数	1300 千字	
版　　次	2022 年 9 月第 1 版　2022 年 9 月第 1 次印刷	
书　　号	ISBN 978-7-5152-2269-1	
定　　价	698.00 元	

前言

　　《本草纲目》是中国古代本草学集大成之作，也是中国最具世界影响力的药学及博物学巨典。它集中国古代药物学的最高成就于一体，同时广泛涉及生物、化学、天文、地理、地质、采矿等领域，是中国古代科技史上规模最大、内容最丰富的巨著，曾被英国生物学家达尔文誉为"中国的百科全书"。2011年5月，《本草纲目》入选"世界记忆"名录。

　　这部皇皇巨著的作者是明朝伟大的医药学家李时珍。他出身于医生世家，祖父和父亲都是当地名医。李时珍天资聪颖，自幼熟读儒家经典，14岁时考中秀才。后来受父亲的影响，逐渐放弃科举考试，一心随父学医。李时珍白天跟随父亲行医治病，晚上在油灯下攻读《黄帝内经》《神农本草经》《伤寒杂病论》《脉经》等古代医学著作。

　　多年的临床实践使李时珍懂得：做一名良医，不仅要懂医理，也要懂药理。倘若把药物的形态和性能搞错了，就会伤及人命。他在阅读《神农本草经》的基础上，又仔细地阅读了南朝齐梁时期陶弘景著的《本草经集注》、唐代的《新修本草》、宋代的《开宝本草》《经史证类备急本草》《本草衍义》等药学著作。在阅读过程中，他发现了前人著作中的诸多错误，于是立志重新编撰一部药学著作。为写成这部书，他穷毕生精力，亲历实践、广收博采，历时30年，几易其稿，至61岁时才最终完成了这部惊世巨作。

《本草纲目》自成书后，不仅逐渐成为历代医家的必修圣典，更成为普通百姓养生保健的指路明灯。同时，它对后世的食物疗养学、饮食烹饪学、医药学、动物学、植物学及人们对日常食物性味的选择都产生了深远影响，因此也是一部最切合普通百姓生活的实用保健大典。为了更好地体现《本草纲目》的实用特点，我们特地为广大中医爱好者和有养生保健需求的读者量身定制了这部图文版《本草纲目》。

本书上卷"图文全解《本草纲目》"系以最具权威的金陵古本为蓝本，本着取古人之要义，为现代人服务的原则，删繁就简、精选精校、辑录精华，保留了至今常见常用的中草药，及切实有效的药方，原汁原味地再现"天下第一药典"的精华。在体例方面，按照原书顺序，设置了序例、百病主治药、水部、火部、土部、金石部、草部、谷部、菜部、果部、木部、虫部、鳞部、介部、禽部、兽部、人部等目类，并精选了与普通百姓息息相关的几十种病症，收录了数百种常见药方，几乎囊括了古本《本草纲目》中所有适合现代人治疗及养生保健的药方，翔实严谨地展现了古书精粹，以便读者在养疗时随时查用。

本书下卷"《本草纲目》养生智慧"系统介绍了《本草纲目》中的入药规律、饮食原则、平衡阴阳等养生理论，以及长寿经、养颜经、祛火妙法、排毒良方、祛病养生之道等日常养生保健方法，深入诠释了《本草纲目》中的养生精髓，内容丰富、讲解详细、通俗易懂。书中还辑录了大量普通百姓用得着且操作简单的食疗方，所取之材大多为普通百姓日常所吃的五谷杂粮、瓜果蔬菜和禽肉蛋等，以指导现代人更好地将《本草纲目》中的养生智慧运用到日常生活中去。

最后，我们衷心祝愿所有读者在本书指导下，养生得法、身体健康、生活美满。

目 录

上卷　图文全解《本草纲目》

巴豆

热汤

目 录

三

砒石

三七

本草纲目

四

芍药

灯心草

芫花

肉豆蔻

竹笋

草石蚕

黄杨木

郁李

目 录

一一

芦荟

蛤蜊

狐

目 录

一三

下卷 《本草纲目》养生智慧大全

第一章 走进《本草纲目》的神奇世界

第二章 《本草纲目》里的"中庸"之道

第四章 《本草纲目》中的长寿之道

第五章　《本草纲目》中的四季养生之道

第六章　《本草纲目》中的"性"福指南

第七章 《本草纲目》中的去火妙法

第八章　《本草纲目》中的排毒良方

第九章　《本草纲目》中的孕产养护

第十章　《本草纲目》中的祛病养生之道

第十一章　《本草纲目》中的日常保健

上卷

图文全解

《本草纲目》

上卷

序例

本草纲目

编者按：《本草纲目·序例》主要介绍了历代诸家本草及中药基本理论。首先列举了《神农本草经》《名医别录》《雷公炮炙论》《唐本草》等41种本草著作，并加以简要评介，基本反映了明代以前本草学发展的概况，另附列引用的医书277种，经史百家书籍440种，共计758种。通过引述前人专论，编成神农本经名例，陶隐居《名医别录》合药方剂法则，采药分六气岁物，七方十剂，五味宜忌，五味偏胜，标本阴阳，升降浮沉，脏腑虚实标本用药式，引经报使，相须、相使、相畏、相恶、相反诸药，服药食忌，妊娠禁忌，饮食禁忌，李东垣随证用药凡例，张子和汗吐下之法，陈藏器诸虚用药凡例等内容，使本书的中药理论得到系统性的阐发。由于其内容庞杂，我们重点选编了七方十剂、五味宜忌、升降浮沉、四时用药等方面的内容，以飨读者。

七 方

〔**岐伯曰**〕气有多少，形有盛衰，治有缓急，方有大小。又曰：病有远近，证有中外，治有轻重。近者奇之，远者偶之。汗不以奇，下不以偶。补上治上制以缓，补下治下制以急。近而奇偶，制小其服；远而奇偶，制大其服。大则数少，小则数多。多则九之，少则二之。奇之不去则偶之，偶之不去则反佐以取之，所谓寒热温凉，反从其病也。

〔**王冰曰**〕脏位有高下，腑气有远近，病证有表里，药用有轻重。单方为奇，复方为偶。心肺为近，肝肾为远，脾胃居中。肠膣胞胆，亦有远近。识见高远，权以合宜。方与其重也宁轻，与其毒也宁善，与其大也宁小。是以奇方不去，偶方主之；偶方不去，则反佐以同病之气而取之。夫微小之热，折之以寒；微小之冷，消之以热。甚大寒热，则必能与异气相格。声不同

采药

不相应，气不同不相合。是以反其佐以同其气，复令寒热参合，使其始同终异也。

〔时珍曰〕逆者正治，从者反治。反佐，即从治也。谓热在下而上有寒邪拒格，则寒药中入热药为佐，下膈之后，热气既散，寒性随发也。寒在下而上有浮火拒格，则热药中入寒药为佐，下膈之后，寒气既消，热性随发也。寒在下而上有浮火拒格，则热药中入寒药为佐，下膈之后，寒气既消，热性随发也。此寒因热用，热因寒用之妙也。温凉仿此。

〔完素曰〕流变在乎病，主病在乎方，制方在乎人。方有七：大、小、缓、急、奇、偶、复也。制方之体，本于气味。寒、热、温、凉，四气生于天；酸、苦、辛、咸、甘、淡，六味成于地。是以有形为味，无形为气。气为阳，味为阴。辛甘发散为阳，酸苦涌泄为阴；咸味涌泄为阴，淡味渗泄为阳。或收或散，或缓或急，或燥或润，或软或坚，各随脏腑之证，而施药之品味，乃分七方之制也。故奇、偶、复者，三方也。大、小、缓、急者，四制之法也。故曰：治有缓急，方有大小。

【大方】

〔岐伯曰〕君一臣二佐九，制之大也。君一臣三佐五，制之中也。君一臣二，制之小也。又曰：远而奇偶，制大其服；近而奇偶，制小其服。大则数少，小则数多。多则九之，少则二之。

〔完素曰〕身表为远，里为近。大小者，制奇偶之法也。假如小承气汤、调胃承气汤，奇之小方也；大承气汤、抵当汤，奇之大方也，所谓因其攻里而用之也。桂枝、麻黄，偶之小方也；葛根、青龙，偶之大方也，所谓因其发表而用之也。故曰：汗不以奇，下不以偶。

〔张从正曰〕大方有二：有君一臣三佐九之大方，病有兼证而邪不一，不可以一二味治者宜之；有分两大而顿服之大方，肝肾及下部之病道远者宜之。王太仆以心肺为近，肾肝为远，脾胃为中。刘河间以身表为远，身里为近。以予观之，身半以上其气三，天之分也。身半以下其气三，地之分也。中脘，人之分也。

【小方】

〔张从正曰〕小方有二：有君

一臣二之小方，病无兼证，邪气专一，可一二味治者宜之；有分两少而频服之小方，心肺及在上之病者宜之，徐徐细呷是也。

〔完素曰〕肝肾位远，数多则其气缓，不能速达于下；必大剂而数少，取其迅急下走也。心肺位近，数少则其气急下走，不能升发于上；必小剂而数多，取其易散而上行也。王氏所谓肺服九、心服七、脾服五、肝服三、肾服一，乃五脏生成之数也。

【缓方】

〔岐伯曰〕补上治上制以缓，补下治下制以急，急则气味厚，缓则气味薄，适其至所。病所远而中道气味之者，食而过之，无越其制度也。

〔王冰曰〕假如病在肾而心气不足，服药宜急过之，不以气味饲心，肾药凌心，心复益衰矣。余上下远近例同。

〔完素曰〕圣人治上不犯下，治下不犯上，治中上下俱无犯。故曰：诛伐无过，命曰大惑。

〔好古曰〕治上必妨下，治表必连里。用黄芩以治肺必妨脾，用苁蓉以治肾必妨心，服干姜以治中必僭上，服附子以补火必涸水。

〔从正曰〕缓方有五：有甘以缓之之方，甘草、糖、蜜之属是也。病在胸膈，取其留恋也。有丸以缓之之方，比之汤散，其行迟慢也。有品件众多之缓方，药众则递相拘制，不得各骋其性也。有无毒治病之缓方，无毒则性纯功缓也。有气味俱薄之缓方，气味薄则长于补上治上，比至其下，药力已衰矣。

【急方】

〔完素曰〕味厚者为阴，味薄者为阴中之阳；故味厚则下泄，味薄则通气。气厚者为阳，气薄为阳中之阴，故气厚则发热，气薄则发汗是也。

〔好古曰〕治主宜缓，缓则治其本也；治客宜急，急则治其标也。表里汗下，皆有所当缓、所当急。

〔从正曰〕急方有四：有急病急攻之急方，中风关格之病是也。有汤散荡涤之急方，下咽易散而行速也。有毒药之急方，毒性能上涌下泄以夺病势也。有气味俱厚之急方，气味俱厚，直趋于下而力不衰也。

药材

【奇方】

〔王冰曰〕单方也。

〔从正曰〕奇方有二：有独用一物之奇方，病在上而近者宜之。有药合阳数一、三、五、七、九之奇方，宜下不宜汗。

〔完素曰〕假如小承气、调胃承气，奇之小方也；大承气、抵当汤，奇之大方也，所谓因其攻下而为之也。桂枝、麻黄，偶之小方也；葛根、青龙，偶之大方也，所谓因其发散而用之也。

【偶方】

〔从正曰〕偶方有三：有两味相配之偶方；有古之二方相合之偶方，古谓之复方，皆病在下而远者宜之；有药合阴数二、四、六、八、十之偶方，宜汗不宜下。王太仆言：汗药不以偶，则气不足以外发；下药不以奇，则药毒攻而致过。意者下本易行，故单行则力孤而微；汗或难出，故并行则力齐而大乎？而仲景制方，桂枝汗药，反以五味为奇；大承气下药，反以四味为偶，何也？岂临事制宜，复有增损乎？

【复方】

〔岐伯曰〕奇之不去则偶之，是谓重方。

〔好古曰〕奇之不去复以偶，偶之不去复以奇，故曰复。复者，再也，重也。所谓十补一泄，数泄一补。又伤寒见风脉，伤风得寒脉，为脉证不相应，宜以复方主之。

〔从正曰〕复方有三：有二方、三方及数方相合之复方。如桂枝二越婢一汤、五积散之属是也。有本方之外别加余药，如调胃承气加连翘、薄荷、黄芩、栀子为凉膈散之属是也。有分两均齐之复方，如胃风汤各等分之属是也。王太仆以偶为复方，今七方有偶又有复，岂非偶乃二方相合、复乃数方相合之谓乎？

十　剂

〔徐之才曰〕药有宣、通、补、泄、轻、重、涩、滑、燥、湿十种，是药之大体，而《本经》不言，后人未述。凡用药者，审而详之，则靡所遗失矣。

【宣剂】

〔之才曰〕宣可去壅，生姜、橘皮之属是也。

〔杲曰〕外感六淫之邪，欲传入里，三阴实而不受，逆于胸中，天分气分窒塞不通，而或哕或呕，所谓壅也。三阴者，脾也。故必破气药，如姜、橘、藿香、半夏之类，泻其壅塞。

〔完素曰〕郁而不散为壅，必宣以散之，如痞满不通之类是矣。攻其里，则宣者上也，泄者下也。涌剂则瓜蒂、栀子之属是矣。发汗通表亦同。

〔好古曰〕《经》有五郁：木郁达之，火郁发之，土郁夺之，金郁泄之，水郁折之，皆宣也。

〔时珍曰〕壅者，塞也；宣者，布也，散也。郁塞之病，不升不降，传化失常。或郁久生病，或病久生郁。必药以宣布敷散之，如承流宣化之意，不独涌越为宣也。是以气郁有余，则香附、抚芎之属以开之，不足则补中益气以运之。火郁微则山栀、青黛以散之，甚则升阳解肌以发之。湿郁微则苍术、白芷之属以燥之，甚则风药以胜之。痰郁微则南星、橘皮之属以化之，甚则瓜蒂、藜芦之属以涌之。血郁微则桃仁、红花以行之，甚则或吐或利以逐之。食郁微则山楂、神曲以消之，甚则上涌下利以去之，皆宣剂也。

橘皮

生姜

宣剂泻壅

呕吐

【重剂】

〔之才曰〕重可去怯，磁石、铁粉之属是也。

〔从正曰〕重者，镇缒之谓也。怯则气浮，如丧神守，而惊悸气上，朱砂、水银、沉香、黄丹、寒水石之伦，皆体重也。久病咳嗽，涎潮于上，形羸不可攻者，以此缒之。《经》云重者因而减之，贵其渐也。

〔时珍曰〕重剂凡四：有惊则气乱，而魂气飞扬，如丧神守者；有怒则气逆，而肝火激烈，病狂善怒者，并铁粉、雄黄之类以平其肝。有神不守舍，而多惊健忘、迷惑不宁者，宜朱砂、紫石英之类以镇其心。有恐则气下，精志失守而畏，如人将捕者，宜磁石、沉香之类以安其肾。大抵重剂压浮火而坠痰涎，不独治怯也。故诸风掉眩及惊痫痰喘之病，吐逆不止及反胃之病，皆浮火痰涎为害，俱宜重剂以坠之。

【轻剂】

〔之才曰〕轻可去实，麻黄、葛根之属是也。

〔从正曰〕风寒之邪，始客

葛根

麻黄

轻剂发汗

头痛

皮肤，头痛身热，宜解其表，《内经》所谓轻而扬之也。痈疽疥癣，俱宜解表，汗以泄之，毒以熏之，皆轻剂也。凡熏洗蒸炙，熨烙刺砭，导引按摩，皆汗法也。

〔时珍曰〕当作轻可去闭。有表闭、里闭、上闭、下闭。表闭者，风寒伤营，腠理闭密，阳气怫郁，不能外出，而为发热、恶寒、头痛、脊强诸病，宜轻扬之剂发其汗，而表自解也。里闭者，火热郁抑，津液不行，皮肤干闭，而为肌热、烦热、头痛、目肿、昏瞀、疮疡诸病，宜轻扬之剂以解其肌，而火自散也。上闭有二：一则外寒内热，上焦气闭，发为咽喉闭痛之证，宜辛凉之剂以扬散之，则闭自开。一则饮食寒冷，抑遏阳气在下，发为胸膈痞满闭塞之证，宜扬其清而抑其浊，则痞自泰也。下闭亦有二：有阳气陷下，发为里急后重，数至圊而不行之证，但升其阳而大便自顺，所谓下者举之也。有燥热伤肺，金气腨郁，窍闭于上，而膀胱闭于下，为小便不利之证，以升麻之类探而吐之，上窍通而小便自利矣，所谓病在下取之上也。

【滑剂】

〔之才曰〕滑可去着，冬葵子、榆白皮之属是也。

〔完素曰〕涩则气着，必滑剂以利之。滑能养窍，故润利也。

〔从正曰〕大便燥结，宜麻仁、郁李之类；小便淋沥，宜葵子、滑石之类。前后不通，两阴俱闭也，名曰三焦约。约者，束也。宜先以滑剂润养其燥，然后攻之。

〔时珍曰〕着者，有形之邪，留着于经络脏腑之间也。便尿浊带、痰涎、胞胎、痈肿之类是矣。皆宜滑药以引去其留着之物。此与木通、猪苓通以去滞相类而不同。木通、猪苓，淡泄之物，去湿热无形之邪；葵子、榆皮，甘滑之类，去湿热有形之邪。故彼曰滞，此曰着也。大便涩者，菠薐、牵牛之属；小便涩者，车前、榆皮之属；精窍涩者，黄柏、葵花之属；胞胎涩者，黄葵子、王不留行之属；引痰涎自小便去者，则半夏、茯苓之属；引疮毒自小便去者，则五叶藤、萱草根之属，皆滑剂也。半夏、南星皆辛而涎滑，能泄湿气，通大便，盖辛能润，能走气，能化液也。或以为燥物，谬矣。湿去则土燥，非二物性燥也。

本草纲目

一〇

麻仁

阿胶

湿剂去枯

皮干肉燥

【补剂】

〔**之才曰**〕补可去弱，人参、羊肉之属是也。

〔**杲曰**〕人参甘温，能补气虚；羊肉甘热，能补血虚。羊肉补形，人参补气，凡气味与二药同者皆是也。

〔**从正曰**〕五脏各有补泻，五味各补其脏，有表虚、里虚、上虚、下虚、阴虚、阳虚、气虚、血虚。《经》曰：精不足者补之以味，形不足者温之以气。五谷、五菜、五果、五肉，皆补养之物也。

〔**时珍曰**〕《经》云：不足者补之。又云：虚则补其母。生姜之辛补肝，炒盐之咸补心，甘草之甘补脾，五味子之酸补肺，黄柏之苦补肾。又如茯神之补心气，生地黄之补心血；人参之补脾气，白芍药之补脾血；黄芪之补肺气，阿胶之补肺血；杜仲之补肾气，熟地黄之补肾血；芎䓖之补肝气，当归之补肝血之类，皆补剂。

【湿剂】

〔**之才曰**〕湿可去枯。白石英、紫石英之属是也。

〔**完素曰**〕津耗为枯。五脏痿弱，荣卫涸流，必湿剂以润之。

〔**从正曰**〕湿者，润湿也。虽与滑类，少有不同。《经》云辛以润之，辛能走气、能化液故也。盐硝味虽咸，属真阴之水，诚濡枯之上药也。人有枯涸皴揭之病，非独金化，盖有火以乘之，故非湿剂不能愈。

〔好古曰〕有减气而枯，有减血而枯。

〔时珍曰〕湿剂当作润剂。枯者燥也。阳明燥金之化，秋令也，风热怫甚，则血液枯涸而为燥病。上燥则渴，下燥则结，筋燥则强，皮燥则揭，肉燥则裂，骨燥则枯，肺燥则痿，肾燥则消。凡麻仁、阿胶膏润之属，皆润剂也。养血则当归、地黄之属；生津则麦门冬、瓜蒌根之属；益精则苁蓉、枸杞之属。

【通剂】

〔之才曰〕通可去滞，通草、防己之属是也。

〔完素曰〕留而不行，必通以行之，如水病为痰之类。以木通、防己之属攻其内，则留者行也。滑石、茯苓、芫花、甘遂、大戟、牵牛之类是也。

〔从正曰〕通者，流通也。前后不得溲便，宜木通、海金沙、琥珀、大黄之属通之。痹痛郁滞，经隧不利，亦宜通之。

〔时珍曰〕滞，留滞也。湿热之邪留于气分，而为痛痹癃闭者，宜淡味之药上助肺气下降，通其小便，而泄气中之滞，木通、猪苓之

类是也。湿热之邪留于血分，而为痹痛肿注、二便不通者，宜苦寒之药下引，通其前后，而泄血中之滞，防己之类是也。《经》曰味薄者通，故淡味之药谓之通剂。

【泄剂】

〔之才曰〕泄可去闭，葶苈、大黄之属是也。

〔杲曰〕葶苈苦寒，气味俱厚，不减大黄，能泄肺中之闭，又泄大肠。大黄走而不守，能泄血闭肠胃渣秽之物。一泄气闭利小便，一泄血闭利大便。凡与二药同者皆然。

〔从正曰〕实则泻之。诸痛为实，痛随利减。芒硝、大黄、牵牛、甘遂、巴豆之属，皆泻剂也。其催生下乳，磨积逐水，破经泄气，凡下行者，皆下法也。

〔时珍曰〕去闭当作去实。《经》云实者泻之，实则泻其子是矣。五脏五味皆有泻，不独葶苈、大黄也。肝实泻以芍药之酸，心实泻以甘草之甘，脾实泻以黄连之苦，肺实泻以石膏之辛，肾实泻以泽泻之咸，是矣。

【涩剂】

〔之才曰〕涩可去脱，牡蛎、龙骨之属是也。

〔完素曰〕滑则气脱，如开肠

洞泄，便溺遗失之类，必涩剂以收敛之。

〔从正曰〕寝汗不禁，涩以麻黄根、防风；滑泄不已，涩以豆蔻、枯矾、木贼、罂粟壳；喘嗽上奔，涩以乌梅、诃子。凡酸味同乎涩者，收敛之义也。

〔时珍曰〕脱者，气脱也，血脱也，精脱也，神脱也。脱则散而不收，故用酸涩温平之药，以敛其耗散。汗出亡阳，精滑不禁，泄痢不止，大便不固，小便自遗，久嗽亡津，皆气脱也。下血不已，崩中暴下，诸大亡血，皆血脱也。牡蛎、龙骨、海螵蛸、五倍子、五味子、乌梅、榴皮、诃黎勒、罂粟壳、莲房、棕灰、赤石脂、麻黄根之类，皆涩药也。气脱兼以气药，血脱兼以血药及兼气药，气者血之帅也。脱阳者见鬼，脱阴者目盲，此神脱也，非涩药所能收也。

【燥剂】

〔之才曰〕燥可去湿，桑白皮、赤小豆之属是也。

〔完素曰〕湿气淫胜，肿满脾湿，必燥剂以除之，桑皮之属。湿胜于上，以苦吐之，以淡渗之是也。

〔从正曰〕积寒久冷，吐利腥秽，上下所出水液澄澈清冷，此大寒之病，宜姜、附、胡椒辈以燥之。若病湿气，则白术、陈皮、木香、苍术之属除之，亦燥剂也。而黄连、黄柏、栀子、大黄，其味皆苦，苦属火，皆能燥湿，此《内经》之本旨也，岂独姜、附之俦为燥剂乎。

〔好古曰〕湿有在上、在中、在下、在经、在皮、在里。

〔时珍曰〕湿有外感，有内伤。外感之湿，雨露岚雾地气水湿，袭于皮肉筋骨经络之间；内伤之湿，生于水饮酒食及脾弱肾强，固不可一例言也。故风药可以胜湿，燥药可以除湿，淡药可以渗湿，泄小便可以引湿，利大便可以逐湿，吐痰涎可以祛湿。湿而有热，苦寒之剂燥之；湿而有寒，辛热之剂燥之，不独桑皮、小豆为燥剂也。湿去则燥，故谓之燥。

〔刘完素曰〕制方之体，欲成七方十剂之用者，必本于气味也。寒、热、温、凉，四气生于天；酸、苦、辛、咸、甘、淡，六味成乎地。是以有形为味，无形为气。气为阳，味为阴。阳气出上窍，阴味出下窍。气化则精生，味化则形长。故地产养形，形不足者温之以气；天产养精，精不足者补之以味。辛甘发散为阳，酸苦涌泄为阴；咸味涌泄为阴，淡味渗泄为阳。辛散、酸收、甘缓、苦坚、咸软，各随五脏之病证，而施药性之品味。故方有七，剂有十。方不七，不足以尽方之变；剂不十，不足以尽剂之用。方不对证，非方也；剂不蠲疾，非剂也。此乃太古先师，设绳墨而取曲直；叔世方士，乃出规矩以为方圆。夫物各有性，制而用之，变而通之，施于品剂，其功用岂有穷哉。如是有因其性而为用者，有因其所胜而为制者，有气同则相求者，有气相克则相制者，有气有余而补不足者，有气相感则以意使者，有质同而性异者，有名异而实同者。故蛇之性上窜而引药，蝉之性外脱而退翳，虻饮血而用以治血，鼠善穿而用以治漏，所谓因其性而为用者如此。弩牙速产，以机发而不括也；杵糠下噎，以杵筑下也，所谓因其用而为使者如此。浮萍不沉水，可以胜酒；独活不摇风，可以治风，所谓因其所胜而为制也如此。麻，木谷而治风；豆，水谷而治水，所谓气相同则相求者如此。牛土畜，乳可以止渴疾；豕水畜，心可以镇恍惚，所谓因其气相克则相制也如此。熊肉振羸，兔肝明视，所谓因其气有

药钵

余补不足也如此。鲤之治水，鹜之利水，所谓因其气相感则以意使者如此。蜜成于蜂，蜜温而蜂寒；油生于麻，麻温而油寒，兹同质而异性也。蘼芜生于芎䓖，蓬蘽生于覆盆，兹名异而实同者也。所以如此之类，不可胜举。故天地赋形，不离阴阳，形色自然，皆有法象。毛羽之类，生于阳而属于阴；鳞介之类，生于阴而属于阳。空青法木，色青而主肝；丹砂法火，色赤而主心；云母法金，色白而主肺；磁石法水，色黑而主肾；黄石脂法土，色黄而主脾。故触类而长之，莫不有自然之理也。欲为医者，上知天文，下知地理，中知人事，三者俱明，然后可以语人之疾病。不然，则如无目夜游，无足登涉，动致颠殒，而欲愈疾者，未之有也。

五味宜忌

〔**岐伯曰**〕木生酸，火生苦，土生甘，金生辛，水生咸。辛散，酸收，甘缓，苦坚，咸软。毒药攻邪，五谷为养，五果为助，五畜为益，五菜为充，气味合而服之，以补精益气。此五味各有所利，四时五脏，病随所宜也。又曰：阴之所生，本在五味；阴之五宫，伤在五味。骨正筋柔，气血以流，腠理以密，骨气以精，长有天命。又曰：圣人春夏养阳，秋冬养阴，以从其根，二气常存（春食凉，夏食寒，以养阳；秋食温，冬食热，以养阴）。

【五欲】

肝欲酸，心欲苦，脾欲甘，肺欲辛，肾欲咸，此五味合五脏之气也。

【五宜】

青色宜酸，肝病宜食麻、犬、李、韭。赤色宜苦，心病宜食麦、羊、杏、薤。黄色宜甘，脾病宜食粳、牛、枣、葵。白色宜辛，肺病宜食黄黍、鸡、桃、葱。黑色宜咸，肾病宜食大豆黄卷、猪、栗、藿。

【五禁】

肝病禁辛，宜食甘：粳、牛、枣、葵。心病禁咸，宜食酸：麻、犬、李、韭。脾病禁酸，宜食咸：大豆、豕、栗、藿。肺病禁苦，宜食：麦、羊、杏、薤。肾病禁甘，宜食辛：黄黍、鸡、桃、葱。

〔**思邈曰**〕春宜省酸增甘以养脾，夏宜省苦增辛以养肺，秋宜省辛增酸以养肝，冬宜省咸增苦以养心，四季宜省甘增咸以养肾。

〔**时珍曰**〕五欲者，五味入胃，喜归本脏，有余之病，宜本味以通之。五禁者，五脏不足之病，畏其所胜，而宜其所不胜也。

【五走】

酸走筋，筋病毋多食酸，多食令人癃。酸气涩收，胞得酸而缩卷，故水道不通也。苦走骨，骨病毋多食苦，多食令人变呕。苦入下脘，三焦皆闭，故变呕也。甘走肉，肉病毋多食甘，多食令人悗心。甘气柔润，胃柔则缓，缓则虫动，故悗心也。辛走气，气病毋多食辛，多食令人洞心。辛走上焦，与气俱行，久留心下，故洞心也。咸走血，血病毋多食咸，多食令人渴。血与咸相得则凝，凝则胃汁注之，故咽路焦而舌本干。

【五伤】

酸伤筋，辛胜酸。苦伤气，咸胜苦。甘伤肉，酸胜甘。辛伤皮毛，苦胜辛。咸伤血，甘胜咸。

【五过】

味过于酸，肝气以津，脾气乃绝，肉胝胎而唇揭。味过于苦，脾气不濡，胃气乃厚，皮槁而毛拔。味过于甘，心气喘满，色黑，肾气不平，骨痛而发落。味过于辛，筋脉沮绝，精神乃失，筋急而爪枯。味过于咸，大骨气劳，短肌，心气抑，脉凝涩而变色。

〔**时珍曰**〕五走五伤者，本脏之味自伤也，即阴之五宫伤在五味也。五过者，本脏之味伐其所胜也，即脏气偏胜也。

五味偏胜

〔**岐伯曰**〕五味入胃，各归所喜。酸先入肝，苦先入心，甘先入脾，辛先入肺，咸先入肾。久而增气，物化之常；气增而久，夭之由也。

〔**王冰曰**〕入肝为温，入心为热，入肺为清，入肾为寒，入脾为至阴而四气兼之，皆为增其味而益其气。故各从本脏之气，久则从化。故久服黄连、苦参反热，从苦化也。

余味仿此。气增不已，则脏气偏胜，必有偏绝；脏有偏绝，必有暴夭。是以药不具五味，不备四气，而久服之，虽暂获胜，久必致夭。故绝粒服饵者不暴亡，无五味资助也。

〔**杲曰**〕一阴一阳之谓道，偏阴偏阳之谓疾。阳剂刚胜，积若燎原，为消狂、痈疽之属，则天癸竭而荣涸。阴剂柔胜，积若凝水，为洞泄、寒中之病，则真火微而卫散。故大寒、大热之药，当从权用之，气平而止。有所偏助，令人脏气不平，夭之由也。

标本阴阳

〔李杲曰〕夫治病者，当知标本。以身论之，外为标，内为本；阳为标，阴为本。故六腑属阳为标，五脏属阴为本；脏腑在内为本，十二经络在外为标。而脏腑、阴阳、气血、经络，又各有标本焉。以病论之，先受为本，后传为标。故百病必先治其本，后治其标。否则邪气滋甚，其病益蓄。纵先生轻病，后生重病，亦先治其轻，后治其重，则邪气乃伏。有中满及病大小便不利，则无问先后标本，必先治满及大小便，为其急也。故曰：缓则治其本，急则治其标。又从前来者，为实邪；后来者，为虚邪。实则泻其子，虚则补其母。假如肝受心火为前来实邪，当于肝经刺荥穴以泻心火，为先治其本；于心经刺荥穴以泻心火，为后治其标。用药则入肝之药为引，用泻心之药为君。《经》云本而标之，先治其本，后治其标是也。又

人体阴阳不和导致生病

如肝受肾水为从后来虚邪，当于肾经刺井穴以补肝木，为先治其标；后于肝经刺合穴以泻肾水，为后治其本。用药则入肾之药为引，补肝之药为君。《经》云"标而本之，先治其标，后治其本"，是也。

阴阳

升降浮沉

〔李杲曰〕药有升、降、浮、沉、化，生、长、收、藏、成，以配四时。春升，夏浮，秋收，冬藏，土居中化。是以味薄者，升而生；气薄者，降而收；气厚者，浮而长；味厚者，沉而藏；气味平者，化而成。但言补之以辛、甘、温、热及气味之薄者，即助春夏之升浮，便是泻秋冬收藏之药也。在人之身，肝心是矣。但言补之以酸、苦、咸、寒及气味之厚者，即助秋冬之降沉，便是泻春夏生长之药也。在人之身，肺肾是矣。淡味之药，渗即为升，泄即为降，佐使诸药者也。用药者，循此则生，逆此则死；纵令不死，亦危困矣。

〔王好古曰〕升而使之降，须知抑也；沉而使之浮，须知载也。辛散也，而行之也横；甘发也，而行之也上；苦泄也，而行之也下；酸收也，其性缩；咸软也，其性舒，其不同如此。鼓掌成声，沃火成沸，二物相合，象在其间矣。五味相制，四气相和，其变可轻用哉。《本草》不言淡味、凉气，亦缺文也。

味薄者升 甘平、辛平、辛微温、微苦平之药是也。

气薄者降 甘寒、甘凉、甘淡寒凉、酸温、酸平、咸平之药是也。

气厚者浮 甘热、辛热之药是也。

味厚者沉 苦寒、咸寒之药是也。

气味平者，兼四气四味 甘平、甘温、甘凉、甘辛平、甘微苦平之药是也。

春升，夏浮，秋收，冬藏。

〔李时珍曰〕酸咸无升，甘辛无降，寒无浮，热无沉，其性然也。而升者引之以咸寒，则沉而直达下焦；沉者引之以酒，则浮而上至颠顶。此非窥天地之奥而达造化之权者，不能至此。一物之中，有根升、梢降，生升、熟降，是升降在物亦在人也。

四时用药例

〔李时珍曰〕《经》云：必先岁气，毋伐天和。又曰：升降浮沉则顺之，寒热温凉则逆之。故春月宜加辛温之药，薄荷、荆芥之类，以顺春升之气；夏月宜加辛热之药，香薷、生姜之类，以顺夏浮之气；

长夏宜加甘苦辛温之药，人参、白术、苍术、黄柏之类，以顺化成之气；秋月宜加酸温之药，芍药、乌梅之类，以顺秋降之气；冬月宜加苦寒之药，黄芩、知母之类，以顺冬沉之气，所谓顺时气而养天和也。《经》又云：春省酸、增甘以养脾气，夏省苦、增辛以养肺气，长夏省甘、增咸以养肾气，秋省辛、增酸以养肝气，冬省咸、增苦以养心气。此则既不伐天和，而又防其太过，所以体天地之大德也。昧者，舍本从标，春用辛凉以伐木，夏用咸寒以抑火，秋用苦温以泄金，冬用辛热以涸水，谓之时药。殊背《素问》逆顺之理，以夏月伏阴，冬月伏阳，推之可知矣。虽然月有四时，日有四时，或春得秋病，夏得冬病，神而明之，机而行之，变通权宜，又不可泥一也。

〔王好古曰〕四时总以芍药为脾剂，苍术为胃剂，柴胡为时剂，十一脏皆取决于少阳，为发生之始故也。凡用纯寒、纯热之药，及寒热相杂，并宜用甘草以调和之，惟中满者禁用甘尔。

五脏五味补泻

【肝】

　　苦急，急食甘以缓之（甘草），以酸泻之（赤芍药）；实则泻子（甘草）。欲散，急食辛以散之（川芎），以辛补之（细辛）；虚则补母（地黄、黄柏）。

青色

肝属青色　　肝脏

甘草补肝拘紧挛急

【心】

　　苦缓，急食酸以收之（五味子），以甘泻之（甘草、参、芪）；

红色

心属红色　　心脏

五味子补心脏气血不足

本草纲目

二〇

实则泻子（甘草）。欲软，急食咸以软之（芒硝），以咸补之（泽泻）；虚则补母（生姜）。

【脾】

苦湿，急食苦以燥之（白术），以苦泻之（黄连）；实则泻子（桑白皮）。欲缓，急食甘以缓之（炙甘草），以甘补之（人参）；虚则补母（炒盐）。

黄色

脾属黄色　　　脾脏　　　白术补脾湿邪致病

【肺】

苦气上逆，急食苦以泄之（黄芩），以辛泻之（桑白皮）；实则泻子（泽泻）。欲收，急食酸以收之（白芍药），以酸补之（五味子）；虚则补母（五味子）。

白色

肺属白色　　　肺脏　　　泽泻补肺气上逆

【肾】

苦燥，急食辛以润之（黄柏、知母），以咸泻之（泽泻）；实则泻子（芍药）。欲坚,急食苦以坚之（知母）,以苦补之（黄柏）；虚则补母（五味子）。

黑色

肾属黑色　　　肾脏　　　知母补肾阴虚燥

〔张元素曰〕凡药之五味，随五脏所入而为补泻，亦不过因其性而调之。酸入肝，苦入心，甘入脾，辛入肺，咸入肾。辛主散，酸主收，甘主缓，苦主坚，咸主软。辛能散结润燥，致津液，通气；酸能收缓敛散；甘能缓急调中；苦能燥湿坚软；咸能软坚；淡能利窍。

〔李时珍曰〕甘缓、酸收、苦燥、辛散、咸软、淡渗，五味之本性，一定而不变者也。其或补或泻，则因五脏四时而迭相施用者也。温、凉、寒、热，四气之本性也；其于五脏补泻，亦迭相施用也。此特洁古张氏因《素问》饮食补泻之义，举数药以为例耳，学者宜因意而充之。

六腑五脏用药气味补泻

肝、胆：温补凉泻，辛补酸泻。

心、小肠：热补寒泻，咸补甘泻。

肺、大肠：凉补温泻，酸补辛泻。

肾、膀胱：寒补热泻，苦补咸泻。

脾、胃：温热补，寒凉泻，各从其宜；甘补苦泻。

三焦、命门：同心。

〔张元素曰〕五脏更相平也。一脏不平，所胜平之。故云：安谷则昌，绝谷则亡。水去则营散，谷消则卫亡，神无所居。故血不可不养，卫不可不温。血温气和，营卫乃行，常有天命。

相反诸药

凡三十六种

〔**甘草**〕反大戟、芫花、甘遂、海藻。

〔**大戟**〕反芫花、海藻。

〔**乌头**〕反贝母、瓜蒌、半夏、白蔹、白及。

〔**藜芦**〕反人参、沙参、丹参、玄参、苦参、细辛、芍药、狸肉。

〔**河豚**〕反煤炱、荆芥、防风、菊花、桔梗、甘草、乌头、附子。

〔**蜜**〕反生葱。

〔**柿**〕反蟹。

乌头反白及

乌头

白及

脏腑虚实标本用药式

【肝】

藏魂，属木。胆火寄于中。主血，主目，主筋，主呼，主怒。

〔**本病**〕诸风眩晕，僵仆强直惊痫，两胁肿痛，胸胁满痛，呕血，小腹疝痛痃瘕，女人经病。

〔**标病**〕寒热疟，头痛吐涎，目赤面青，多怒，耳闭颊肿，筋挛卵缩，丈夫癫疝，女人少腹肿痛阴病。

有余泻之

泻子：甘草。

行气：香附、芎劳、瞿麦、牵牛、青橘皮。

行血：红花、鳖甲、桃仁、莪茂、京三棱、穿山甲、大黄、水蛭、虻虫、苏木、牡丹皮。

镇惊：雄黄、金薄、铁落、真珠、代赭石、夜明砂、胡粉、银薄、铅丹、龙骨、石决明。

搜风：羌活、荆芥、薄荷、槐子、蔓荆子、白花蛇、独活、防风、皂荚、乌头、白附子、僵蚕、蝉蜕。

不足补之

补母：枸杞、杜仲、狗脊、熟地黄、苦参、草薢、阿胶、菟丝子。

补血：当归、牛膝、续断、白芍药、血竭、没药、芎劳。

补气：天麻、柏子仁、白术、菊花、细辛、密蒙花、决明、谷精草、生姜。

本热寒之

泻木：芍药、乌梅、泽泻。

泻火：黄连、龙胆草、黄芩、苦茶、猪胆。

攻里：大黄。

标热发之

和解：柴胡、半夏。

解肌：桂枝、麻黄。

【心】

藏神，为君火。包络为相火，代君行令。主血，主言，主汗，主笑。

〔**本病**〕诸热瞀瘛，惊惑谵妄烦乱，啼笑骂詈，怔忡健忘，自汗，诸痛痒疮疡。

〔**标病**〕肌热畏寒战栗，舌不能言，面赤目黄，手心烦热，胸胁满痛，引腰背肩胛肘臂。

心

火实泻之

泻子：黄连、大黄。

气：甘草、人参、赤茯苓、木通、黄柏。

血：丹参、牡丹、生地黄、玄参。

镇惊：朱砂、牛黄、紫石英。

神虚补之

补母：细辛、乌梅、酸枣仁、生姜、陈皮。

气：桂心、泽泻、白茯苓、茯神、远志、石菖蒲。

血：当归、乳香、熟地黄、没药。

本热寒之

泻火：黄芩、竹叶、麦门冬、芒硝、炒盐。

凉血：地黄、栀子、天竺黄。

标热发之

散火：甘草、独活、麻黄、柴胡、龙脑。

【脾】

藏意，属土，为万物之母。主营卫，主味，主肌肉，主四肢。

〔本病〕诸湿肿胀，痞满噫气，大小便闭，黄疸痰饮，吐泻霍乱，心腹痛，饮食不化。

〔标病〕身体浮肿，重困嗜卧，四肢不举，舌本强痛，足大趾不用，九窍不通，诸痉项强。

土实泻之

泻子：诃子、防风、桑白皮、葶苈。

吐：豆豉、萝卜子、常山、瓜蒂、郁金、藜芦、苦参、赤小豆、盐汤、苦茶。

下：大黄、芒硝、青礞石、大

脾

戟、甘遂、续随子、芫花。

土虚补之

补母：桂心、茯苓。

气：人参、黄芪、升麻、葛根、甘草、陈橘皮、藿香、葳蕤、缩砂仁、木香、扁豆。

血：白术、苍术、白芍药、胶饴、大枣、干姜、木瓜、乌梅、蜂蜜。

本湿除之

燥中宫：白术、苍术、橘皮、半夏、吴茱萸、南星、豆蔻草、白芥子。

洁净府：木通、赤茯苓、猪苓、藿香。

标湿渗之

开鬼门：葛根、苍术、麻黄、独活。

【肺】

藏魄，属金，总摄一身元气。主闻，主哭，主皮毛。

〔**本病**〕诸气膹郁，诸痿喘呕，气短，咳嗽上逆，咳唾脓血，不得卧，小便数而欠，遗失不禁。

〔**标病**〕洒淅寒热，伤风自汗，肩背痛冷，臑臂前廉痛。

气实泻之

泻子：泽泻、葶苈、桑白皮、地骨皮。

除湿：半夏、白矾、白茯苓、薏苡仁、木瓜、橘皮。

泻火：粳米、石膏、寒水石、知母、诃子。

通滞：枳壳、薄荷、干生姜、木香、厚朴、杏仁、皂荚、桔梗、紫苏梗。

气虚补之

补母：甘草、人参、升麻、黄芪、山药。

润燥：蛤蚧、阿胶、麦门冬、贝母、百合、天花粉、天门冬。

敛肺：乌梅、粟壳、五味子、芍药、五倍子。

本热清之

清金：黄芩、知母、麦门冬、栀子、沙参、紫菀、天门冬。

本寒温之

温肺：丁香、藿香、款冬花、檀香、白豆蔻、益智、缩砂、糯米、百部。

标寒散之

解表：麻黄、葱白、紫苏。

【肾】

藏志，属水，为天一之源。主听，主骨，主二阴。

〔**本病**〕诸寒厥逆，骨痿腰痛，

腰冷如冰，足胻肿寒，少腹满急疝痕，大便闭泄，吐利腥秽，水液澄澈，清冷不禁，消渴引饮。

〔标病〕发热不恶热，头眩头痛，咽痛舌燥，脊股后廉痛。

水强泻之

泻子：大戟、牵牛。

泻腑：泽泻、猪苓、车前子、防己、茯苓。

水弱补之

补母：人参、山药。

气：知母、玄参、补骨脂、砂仁、苦参。

血：黄柏、枸杞、熟地黄、锁阳、肉苁蓉、山茱萸、阿胶、五味子。

本热攻之

下：伤寒少阴证，口燥咽干，大承气汤。

本寒温之

温里：附子、干姜、官桂、蜀椒、白术。

肾

标寒解之

解表：麻黄、细辛、独活、桂枝。

标热凉之

清热：玄参、连翘、甘草、猪肤。

【胆】

属木，为少阳相火，发生万物，为决断之官，十一脏之主，主同肝。

〔本病〕口苦，呕苦汁，善太息，澹澹如人将捕状，目昏不眠。

〔标病〕寒热往来，痁疟，胸胁痛，头额痛，耳痛鸣聋，瘰疬结核马刀，足小趾、次趾不用。

实火泻之

泻胆：龙胆、牛胆、猪胆、生蕤仁、生酸枣仁、黄连、苦茶。

虚火补之

温胆：人参、细辛、半夏、炒蕤仁、炒酸枣仁、当归、地黄。

本热平之

降火：黄芩、黄连、芍药、连翘、甘草。

镇惊：黑铅、水银。

标热和之

和解：柴胡、芍药、黄芩、半夏、甘草。

胆

胃

【胃】

属土，主容受，为水谷之海。主同脾。

〔**本病**〕噎膈反胃，中满肿胀，呕吐泻痢，霍乱腹痛，消中善饥，不消食，伤饮食，胃管当心痛，支两胁。

〔**标病**〕发热蒸蒸，身前热，身前寒，发狂谵语，咽痹，上齿痛，口眼㖞斜，鼻痛鼽衄赤齄。

胃实泻之

湿热：大黄、芒硝。

饮食：巴豆、神曲、山楂、阿魏、硇砂、郁金、三棱、轻粉。

胃虚补之

湿热：苍术、白术、半夏、茯苓、橘皮、生姜。

寒湿：干姜、附子、草果、官桂、丁香、肉豆蔻、人参、黄芪。

本热寒之

降火：石膏、地黄、犀角、黄连。

标热解之

解肌：升麻、葛根、豆豉。

【大肠】

属金，主变化，为传送之官。

〔**本病**〕大便闭结，泄痢下血，里急后重，痔痔脱肛，肠鸣而痛。

〔**标病**〕齿痛喉痹，颈肿口干，咽中如核，鼽衄目黄，手大指、次指痛，宿食发热寒栗。

肠实泻之

热：大黄、芒硝、桃花、牵牛、

巴豆、郁李仁、石膏。

气：枳壳、木香、橘皮、槟榔。

肠虚补之

气：皂荚。

燥：桃仁、麻仁、杏仁、地黄、乳香、松子、当归、肉苁蓉。

湿：白术、苍术、半夏、硫黄。

陷：升麻、葛根。

脱：龙骨、白垩、诃子、粟壳、乌梅、白矾、赤石脂、禹余粮、石榴皮。

本热寒之

清热：秦艽、槐角、地黄、黄芩。

本寒温之

温里：干姜、附子、肉豆蔻。

标热散之

解肌：石膏、白芷、升麻、葛根。

小肠

【小肠】

主分泌水谷，为受盛之官。

〔**本病**〕大便水谷利，小便短，小便闭，小便血，小便自利，大便后血，小肠气痛，宿食夜热旦止。

〔**标病**〕身热恶寒，嗌痛颔肿，口糜耳聋。

实热泻之

气：木通、猪苓、滑石、瞿麦、泽泻、灯草。

血：地黄、蒲黄、赤茯苓、栀子、牡丹皮。

虚寒补之

气：白术、楝实、茴香、砂仁、神曲、扁豆。

血：桂心、玄胡索。

本热寒之

降火：黄柏、黄芩、黄连、连翘、栀子。

标热散之

解肌：藁本、羌活、防风、蔓荆。

【膀胱】

主津液，为胞之府，气化乃能出，号州都之官，诸病皆干之。

〔**本病**〕小便淋沥，或短数，或黄赤，或白，或遗失，或气痛。

〔**标病**〕发热恶寒，头痛，腰脊强，鼻窒，足小指不用。

实热泻之

泄火：滑石、猪苓、泽泻、茯苓。

下虚补之

热：黄柏、知母。

寒：桔梗、升麻、益智、乌药、山茱萸。

本热利之

降火：地黄、栀子、茵陈、黄柏、牡丹皮、地骨皮。

标寒发之

发表：麻黄、桂枝、羌活、苍术、防己、黄芪、木贼。

膀胱

百病主治药

诸风

有中脏、中腑、中经、中气、痰厥、痛风、破伤风、麻痹。

【擦牙】

白梅肉、南星末、蜈蚣末、苏合丸、白矾、盐、龙脑、南星。

【吐痰】

藜芦：或煎，或散。

皂荚末：酒服。

食盐：煎汤。

人参芦：或煎，或散。

瓜蒂、赤小豆：齑汁调服。

莱菔子：擂汁。

牙皂、莱菔子：为末，煎灌。

醋、蜜：和服。

牙皂、晋矾末：水服。

大虾：煮熟，食虾饮汁，探吐。

苦茗茶：探吐。

橘红：一斤，熬逆流水一碗服，乃吐痰圣药也。

【贴喎】

蓖麻仁：捣贴。

炒石灰：醋调贴。

甘遂

大戟
大戟、甘遂并治经络痰饮留滞

中风

乌头末：龟血调贴。

鸡冠血、蜗牛：捣贴。

鲇鱼尾：切贴。

皂荚末：醋调贴。

桂末：水调贴。

大蒜膏：贴合谷穴。

巴豆：贴手掌心。

【痰气】

草部

前胡：化痰热，下气散风。

旋覆花：风气湿痹，胸上痰结，留饮。中风壅滞，蜜丸服。

木香：中气不省人事，研末服之，行肝气，调诸气。

藿香：升降诸气。

大戟、甘遂：并治经络痰饮留滞，麻痹隐痛，牵引走注。

威灵仙：治诸风，宣通五脏，去冷滞痰水，利腰膝。

果木

杏仁：头面风气，往来烦热，散风降气化痰。逐日生吞，治偏风不遂，失音不语，肺中风热。

陈橘皮：理气除湿痰。

【发散】

麻黄：发散贼风、风寒、风热、风湿、身热麻痹不仁。熬膏服之，治风病取汗。

薄荷：治贼风，散风热、风寒，利关节，发毒汗，为小儿风痫要药。

葛根：发散肌表风寒、风热，止渴。

白芷：解利阳明及肺经风寒、风热，皮肤风痹瘙痒，利九窍，表汗不可缺之。

升麻：发散阳明风邪。

葱白：散风寒、风热、风湿、身痛。

生姜：散风寒、风湿。

桂枝：治一切风冷、风湿，骨节挛痛，解肌开腠理，抑肝气，扶脾土，熨阴痹。

黄荆根：治肢体诸风、心风、头风，解肌发汗。

水萍：治热毒风湿麻痹，左瘫右痪，三十六风，蜜丸酒服取汗。治风热瘙痒，煎水浴取汗。

【血滞】

草部

当归、芎䓖：并主一切风、一切气、一切虚。破恶血，养新血，蜜丸服，治风痰，行气解郁。

芍药：治风，除血痹，泻肝安脾肺。风毒在骨髓痛，同虎骨浸酒饮。

地黄：逐血痹，填骨髓。

茺蔚子：治风解热。茎叶，治血风痛。

地榆：汁酿酒，治风痹补脑。

虎杖：煮酒，治风在骨节间。

红蓝花：治六十二种风及血气痛。子煎服，治女子中风烦渴。

谷菜

韭汁：肥白人，中风失音。

果木

桃仁：血滞风痹，大便结。酒浸作丸，治偏风。

虫兽

阿胶：男女一切风疾，骨节痛不随。

【风虚】

草部

天麻：主肝气不足，风虚内作，头晕目眩，麻痹不仁，语言不遂，为定风神药。

人参：补元气，定魂魄，止烦躁，生津液，消痰。

沙参：去皮肌浮风，宣五脏风气，养肝气。

葳蕤：治中风暴热，不能动摇，虚风湿毒，风温自汗灼热，一切虚乏。

牛膝：寒湿痿痹，拘挛膝痛，强筋，补肝脏风虚。

仙茅：一切风气，腰脚风冷，挛痹不能行。九蒸九晒，浸酒服。

淫羊藿：一切冷风，挛急不任，老人昏耄。浸酒服，治偏风。

补骨脂：风虚冷痹，骨髓伤败，一切风气痛。作丸服。

菟丝子：补肝风虚，利腰脚。

白及：胃中邪气，风痱不收，补肺气。

菜果

栗：肾虚腰脚无力。日食十颗。

松子：诸风，骨节风。

木部

松叶：风痛脚痹，浸酒服。出汗。

杜仲、海桐皮、山茱萸、枸杞子：并主风虚，腰脚痛。

风虚

伤寒热病

寒乃标，热乃本。春为温，夏为热，秋为瘅，冬为寒，四时天行为疫疠。

【发表】

草部

麻黄、羌活：太阳、少阴。

苍术：太阴。

荆芥、薄荷、紫苏：并发四时伤寒不正之汗。

香薷：四时伤寒不正之气。为末，热酒服，取汗。

艾叶：时气温疫，煎服取汗。

谷菜

豆豉：治数种伤寒，同葱白，发汗通关节。

生姜、小蒜、葱白。

果木

茗茶：并发汗。

杏仁：同酢煎，发时行温病汗。

紫苏

薄荷

紫苏、薄荷发汗

发汗

【攻里】

草部

大黄：阳明、太阴、少阴、厥阴，燥热满痢诸证。

瓜蒌实：利热实结胸。

甘遂：寒实结胸。

葶苈：结胸狂躁。

大戟、芫花：胁下水饮。

荛花：行水。

蜀漆：行水。

千里及：主天下疫气，煮汁吐利。

果木

桃仁：下瘀血。

巴豆：寒热结胸。

【和解】

草部

柴胡：少阳寒热诸证。伤寒余热，同甘草煎服。

半夏、黄芩、芍药、牡丹、贝母、甘草：并主寒热。

白术、葳蕤、白薇、白鲜皮、防风、防己：并主风温、风湿。

泽泻、秦艽、海金沙、木通、海藻：并主湿热。

知母、玄参、连翘、天门冬、麦门冬、瓜蒌根：并主热病烦渴。

前胡、恶实、射干、桔梗：并主痰热咽痛。

地黄：温毒发斑，熬黑膏服。同薄荷汁服，主热瘴昏迷。

蕙草、白头翁：热痢。

五味子：咳嗽。

苦参：热病狂邪，不避水火。蜜丸服。

龙胆草：伤寒发狂。末服二钱。

青黛：阳毒发斑，及天行头痛寒热。水研服。

薄荷：温病初得，头痛壮热。捣汁服。

芦根：伤寒内热，时疾烦闷。煮汁服。

谷部

黑大豆：疫疠发肿，炒熟，同甘草煎服。

赤小豆：除湿热。

薏苡仁：风湿痛。

粳米：烦热。

菜部

�054菜汁：解时行壮热。

生瓜菜汁：解阳毒壮热头痛。

果部

大枣：和营卫。

杏仁：利肺气。

桃仁：行血。

乌梅：烦渴及蛔厥。

橘皮：呕哕痰气。

梨汁：热毒烦渴。木皮，伤寒温病，同甘草、秫米、锅煤服。

鸡子：伤寒发斑下痢。生吞一枚，治伤寒发狂烦躁。打破煮浑入浆啜之，治天行不解。

【温经】

人参：伤寒厥逆发躁，脉沉，以半两煎汤，调牛胆南星末服。坏证不省人事，一两煎服，脉复即苏。夹阴伤寒，小腹痛，呕吐厥逆，脉伏，同姜、附煎服，即回阳。

附子：治三阴经证，及阴毒伤寒，阴阳易病。

草乌头：阴毒。插入谷道中。

胸闷

谷菜

黑大豆：阴毒。炒焦投酒热服，取汗。

韭根：阴阳易病。

葱白：阴毒。炒热熨脐。

果部

蜀椒：阴毒。入汤液用。

胡椒：阴毒。同葱白、麝香和蜡作挺，插入茎内，出汗愈。

【食复劳复】

草部

麦门冬：伤寒后小劳，复作发热。同甘草、竹叶、粳米煎服。

胡黄连：劳复。同栀子丸服。

芦根：劳复食复。煮汁服。

谷果

饭：伤寒多食，复作发热。烧末饮服。

麹：食复。煮服。

橘皮：食复。水煎服。

木石

枳壳：劳复发热。同栀子、豉、浆水煎服。

栀子：食复发热，上方加大黄。劳复发热，同枳壳、䑏鼠屎、葱白煎服。

胡粉：食复劳复。水服少许。

凝水石：解伤寒劳复。

鳖甲：食复劳复。烧研水服。

抱出鸡子壳：劳复。炒研汤服一合，取汗。

马屎：劳复。烧末冷酒服。

砧上垢：食复劳复。同病人足下土、鼠屎煎服。

饭箩：食复。烧灰水服。

湿

有风湿、寒湿、湿热。

酒服。

鳝鱼：湿风恶气。作臛食。

【风湿】

草部

羌独活、防风、细辛、麻黄、木贼、浮萍、藁本、芎䓖、蛇床子、黄芪、黄精、葳蕤、秦艽、菖蒲、漏卢、菊花、马先蒿、白蒿、庵䕡、旋覆、豨莶、苍耳、薇衔、蒴藋、石龙芮、茵蓣、防己、茜根、忍冬、苏子、南星、草薢、土茯苓、龙常、葱白、薏苡、胡麻、大豆、秦椒、蔓椒、蜀椒红、柏实、松叶、沉香、龙脑、蔓荆、皂荚、枸杞、五加皮、桂枝、伏牛花、厚朴：与苍术、橘皮同除湿病。

石部

磁石、白石英。

虫鳞

蝎：风淫湿痹。炒研入麝香，

【寒湿】

草部

苍术：除上、中、下三焦湿，发汗利小便，逐水功最大。湿气身重作痛，熬膏服。

草乌头：除风湿，燥脾胃。同苍术制煮作丸服。

附子、乌头、芫花、王孙、狗脊、牛膝、山奈、红豆蔻、草果、蠡实、艾叶、木香、杜若、山姜、廉姜。

谷菜

葡萄酒、烧酒、豆黄、生姜、干姜、芥子、蒜、葫、茴香。

果木

吴茱萸、胡椒、榄子、莲实、桂心、丁香、樟脑、乌药、山茱萸。

风湿

兽部

貘皮、木狗皮、诸兽毛、皮毡、火针。

【湿热】

草部

山茵陈、黄芩、黄连、防己、连翘、白术、柴胡、苦参、龙胆草、车前、木通、泽泻、通草、白鲜、茺草、半夏、海金沙、地黄、甘遂、大戟、萱草、牵牛：气分。

大黄：血分。

营实根、夏枯草。

谷菜

赤小豆、大豆黄卷、薏苡仁、旱芹：丸服。

干姜、生姜。

木部

椿白皮、茯苓、猪苓、酸枣、柳叶、木槿、榆皮。

介石

蚬子：下湿热气。

滑石、石膏、矾石、绿矾。

火　热

有郁火、实火、虚火，气分热、血分热、五脏热、十二经热。

【升散】

草部

柴胡：平肝胆三焦包络相火，除肌热潮热，寒热往来，小儿骨热疳热，妇人产前产后热。虚劳发热，同人参煎服。

升麻：解肌肉热，散郁火。

葛根：解阳明烦热，止渴散郁火。

羌活：散火郁发热。

白芷：散风寒身热，浴小儿热。

薄荷汁：骨蒸劳热。

水萍：暴热身痒，能发汗。

香附：散心腹客热气郁。

【泻火】

草部

黄连：泻肝胆心脾火，退客热。

黄芩：泻肺及大肠火，肌肉骨蒸诸热。肺热如火燎，烦躁咳嗽引饮，一味煎服。

胡黄连：骨蒸劳热，小儿疳热，妇人胎蒸。

秦艽：阳明湿热，劳热潮热骨蒸。

沙参：清肺热。

桔梗：肺热。

龙胆：肝胆火，胃中伏热。

青黛：五脏郁火。

蛇莓、白鲜皮、大青：并主时行腹中大热。

连翘：少阳阳明三焦气分之火。

青蒿：热在骨间。

恶实：食前接吞三枚，散诸结节筋骨烦热毒。

灯笼草：骨热肺热。

积雪草：暴热，小儿热。

虎杖：压一切热毒。

茵陈：去湿热。

景天：身热，小儿惊热。

钩藤：平心肝火，利小便。同甘草、滑石服，治小儿惊热。

酸浆、防己、木通、通草、灯心、泽泻、车前、地肤、石韦、瞿麦：并利小便，泄火热。

乌韭：热在肠胃。

屋游：热在皮肤。

土马骏：骨热烦败。

大黄：泻诸实热不通，足太阴手足阳明厥阴五经血分药。

菜果

苦苣子、李叶、桃叶、枣叶。

木部

楮叶、楝实、羊桃、秦皮、梓白皮：并浴小儿身热。

栀子：心肺胃小肠火，解郁，利小便。

鼠李根皮：身皮热毒。

木兰皮：身热面疱。

桑白皮：虚劳肺火。

升麻解肌肉热，散郁火

地骨皮：泻肺火、肾火、胞中火，补正气，去骨间有汗之蒸。同防风、甘草煎服。

竹叶、竹茹、竹沥：并主烦热有痰。

荆沥：热痰。

水石

雪水、冰水、井水：并除大热。

石膏：除三焦肺胃大肠火，解肌发汗退热，潮热骨蒸发热，为丸散服。食积痰火，为丸服。小儿壮热，同青黛丸服。

长石：胃中热，四肢寒。

理石：营卫中大热烦毒。

方解石：胸中留热。

玄精石：风热。

凝水石：身热，皮中如火烧，烦满，水饮之，凉血降火。

食盐、卤碱：除大热。

消石：五脏积热。

朴硝：胃中结热。紫雪、碧雪、红雪、金石凌，皆解热结药也。

玄明粉：胃中实热，肠中宿垢。

虫介

白颈蚯蚓：解热毒狂烦。

雪蛆玳瑁：凉心解毒。

兽部

犀角：泻肝、凉心、清胃，解大热诸毒气。

牛黄：凉心肝。

羚羊角：风热寒热。

象牙：骨蒸热。

牛胆、猪胆、熊胆：并除肝火。

白马胫骨：煅过，降火可代芩、连。

【缓火】

草部

甘草：生用，泻三焦五脏六腑火。

黄芪：泻阴火，补元气，去虚热。无汗则发，有汗则止。

人参：与黄芪、甘草三味，为益气泻火、除肌热躁热之圣药，甘温除大热也。

麦门冬：降心火，清肺热、虚劳客热，止渴。

五味子：与人参、麦门冬三味，为清金滋水、泻火止渴、止汗生脉之剂。

天门冬：肺劳风热，丸服。阴虚火动有痰热，同五味子丸服。妇人骨蒸，同生地黄丸服。

葳蕤：五劳七伤虚热。煎服，治发热、口干、小便少。

白术：除胃中热、肌热，止汗。妇人血虚发热，小儿脾虚骨蒸，同茯苓、甘草、芍药煎服。

茅根、地筋：客热在肠胃。

甘焦根、菰根、芦根、天花粉：并主大热烦渴。

瓜蒌根：润肺、降火、化痰。饮酒发热，同青黛、姜汁丸服。妇人月经不调，夜热痰嗽，同青黛、香附末服。

菜谷

山药：除烦热，凉而补。

小麦：客热烦渴，凉心。

粱米：脾胃客热。

麻仁：虚劳客热，水煎服。

果部

梨：消痰降火，凉心肺。

柿：凉肺，压胃热。

李：曝食，去骨间劳热。

乌梅：下气除热。

马槟榔：热病。嚼食。

蕉子：凉心。

甘蔗：解热。

介禽

鳖肉：同柴胡诸药丸服，治骨蒸。

鸭肉、鸽肉：并解热。

兽人

兔肉：凉补。

豪猪肉、猪肉：肥热人宜食之。

猪乳、酥酪、醍醐、人乳。

【滋阴】

草部

生地黄：诸经血热，滋阴退阳。蜜丸服，治女人发热成劳。蜜煎服，治小儿壮热，烦渴昏沉。

熟地黄：血虚劳热，产后虚热，老人虚燥。同生地黄为末，姜汁糊丸，治妇人劳热。

玄参：烦躁骨蒸，滋阴降火，与地黄同功。治胸中氤氲之气，无根之火，为圣剂。同大黄、黄连丸服，治三焦积热。

当归：血虚发热，困渴引饮，目赤面红，日夜不退，脉洪如白虎证者，同黄芪煎服。

丹参：冷热劳，风邪留热。同鼠屎末服，主小儿中风，身热拘急。

甘草泻三焦五脏六腑火

牡丹：治少阴、厥阴、血分、伏火，退无汗之骨蒸。

知母：心烦，骨热劳往来，产后蓐劳，热劳。泻肺命火，滋肾水。

诸 气

怒则气逆，喜则气散，悲则气消，恐则气下，惊则气乱，劳则气耗，思则气结，炅则气泄，寒则气收。

【郁气】

草部

香附：心腹膀胱连胁下气妨，常日忧愁。总解一切气郁，行十二经气分，有补有泻，有升有降。

苍术：消气块，解气郁。

抚芎：与香附、苍术，总解诸郁。

木香：心腹一切滞气。和胃气，泄肺气，行肝气。凡气郁而不舒者，宜用之。冲脉为病，逆气里急。同补药则补，同泻药则泻。中气，竹沥、姜汁调灌。气胀，同诃子丸服。一切走注，酒磨服。

谷菜

赤小豆：缩气，散气。

莱菔子：练五脏恶气，化积滞。

葱白：除肝中邪气，通上下阳气。

胡荽：热气结滞，经年数发。煎饮。

莴苣、白苣：开胸膈拥气。

马齿苋：诸气不调。煮粥食。

果木

青橘皮：疏肝散滞。同茴香、甘草末服。

郁

【痰气】

草部

半夏：消心腹胸胁痰热结气。

贝母：散心胸郁结之气，消痰。

桔梗、前胡、白前、苏子：并主消痰，一切逆气。

射干：散胸中痰结热气。

芫花：诸般气痛。醋炒，同玄胡索服。

威灵仙：宣通五脏，去心腹冷滞，推陈致新。男妇气痛，同韭根、乌药、鸡子煮酒服。

牵牛：利一切气壅滞。三焦壅滞，涕唾痰涎，昏眩不爽，皂角汁丸服。气筑奔冲，同槟榔末服。

谷菜

荞麦：消气宽肠。

黑大豆：调中下气。

生姜：心胸冷热气。暴逆气上，嚼数片即止。

莱菔子、白芥子：消痰下气。

果部

山楂：行结气。

橘皮：痰隔气胀，水煎服。下焦冷气，蜜丸服。

橙皮：消痰下气。同生姜、檀香、甘草作饼服。

柚皮：消痰下气，及愤懑之痰。酒煮蜜拌服。

枸橼皮：除痰，止心下气痛。

金橘：下气快肠。

枇杷叶：下气止呕。

杨梅：除愦愦恶气。

【血气】

草部

当归：气中之血。

芎䓖：血中之气。

蓬莪茂：气中之血。

姜黄：血中之气。

郁金：血气。

木部

乳香、没药、骐骥竭、安息香：并活血散气。

【冷气】

草部

附子：升降诸气。煎汁入沉香服。

乌头：一切冷气。童尿浸，作丸服。

肉豆蔻、草豆蔻、红豆蔻、高良姜、益智子、荜茇、毕教没、缩砂、补骨脂、胡芦巴、蒟酱：并破冷气。

五味子：奔豚冷气，心腹气胀。

菜部

蒜、葫、芸薹、蔓菁、芥、干

怒

姜、马蕲：并破冷气。

茴香：肾邪冷气，同附子制为末服。

白芥子：腹中冷气，微炒为丸服。

果木

蜀椒：解郁结。其性下行通三焦。凡人食饱气上，生吞一二十枚即散。

秦椒、胡椒、荜澄茄、吴茱萸、食茱萸、桂、沉香、丁香、丁皮、檀香、乌药、樟脑、苏合香、阿魏、龙脑树子：并破冷气，下恶气。

厚朴：男女气胀，饮食不下，冷热相攻，姜汁炙研末饮服。

鱼禽

鳢鱼：下一切气。同胡椒、大蒜、小豆、葱，水煮食。

脾　胃

有劳倦内伤，有饮食内伤，有湿热，有虚寒。

【劳倦】

草部

甘草：补脾胃，除邪热，益三焦元气，养阴血。

人参：劳倦内伤，补中气，泻邪火。煎膏合姜、蜜服。

黄芪：益脾胃，实皮毛，去肌热，止自汗。

白术：熬膏服，良。

苍术：安脾除湿。熬膏作丸散，有四制、八制、坎离、交感诸丸。

柴胡：平肝，引清气自左而上。

升麻：入胃，引清气自右而上。

芍药：泻肝，安脾肺，收胃气。

连翘：脾胃湿热。

菜谷

罗勒、莳萝、马芹：并理元气。

茯香：同生姜炒黄丸服，开胃进食。

果木
大枣：同姜末点服。

虫部
蜂蜜、蚕蛹、乳虫。

鳞介
鲤、鲈、鳜、比目鱼。

禽兽
鸡、雉、猪脾舌、狗肉、羊肉、牛肉、牛胆、兔肉。

【虚寒】

草部
附子、草豆蔻、高良姜、山姜、廉姜、益智子、荜茇、蒟酱、肉豆蔻。

菜谷
干姜、生姜、蒜、韭、薤、芥、芜菁、糯米、秫、烧酒。

果木
胡椒、荜澄茄、秦椒、蜀椒、吴茱萸、食茱萸、丁香、桂。

【食滞】

草部
大黄：荡涤宿食，推陈致新。
地黄：去胃中宿食。

香附、三棱、木香、柴胡：消谷。
荆芥、薄荷、苏荏、水苏：并消鱼鲙。

谷菜
大麦、荞麦、豆黄、蒸饼、女麹、黄蒸、麹、神曲：同苍术丸服。

红麹、蘖米、麦蘖、饴糖、酱、醋、酒、糟、蒜、葱、胡葱、胡荽、白菘、莱菔、芜菁、姜。

果木
杏仁：停食，用巴豆炒过，末服。

橘皮：为末，煎饮代茶。

青皮：盐、醋、酒、汤四制为末，煎服。

柑皮、橙皮、柚皮、木瓜、榲桲、山楂：消肉。

奈子、杨梅、银杏：生食。

皂荚、楸白皮、厚朴、乌药、樟材、檀香、桂：食果腹胀，饭丸吞七枚。

金石
食盐：酒肉过多胀闷，擦牙漱下，如汤沃雪。

介禽
鳖甲、淡菜、海月、白鲞：并消宿食。

鳝头：烧服，去痞症，食不消。

人参

甘草

胃痛

人参、甘草补脾胃，除邪热

呕 吐

有痰热，有虚寒，有积滞。

【痰热】

草部

葛根：大热呕吐，小儿呕吐。荡粉食。

泽泻：行水止吐。

香附：妊娠恶阻。同藿香、甘草煎服。

黄连、苦耽：劳乏呕逆。

麦门冬：止呕吐燥渴。

前胡：化痰止吐。

芦根：主呕逆不食，除膈间客热。水煮服。或入童尿。

赤小豆、豌豆：止呕逆。

果木

茯苓、猪苓、栀子、楸白皮、梓白皮：止呕逆，下气。

苏方木：人常呕吐，用水煎服。

杨梅：止呕吐，除烦愦。

枇杷：止吐下气。

木白皮：止呕逆。煮服大佳。

【虚寒】

草部

细辛：虚寒呕吐，同丁香末服。

苍术：暖胃消谷，止呕吐。

白术：胃虚呕逆，及产后呕吐。

人参：止呕吐，胃虚有痰，煎汁入姜汁、竹沥服。胃寒，同丁香、藿香、橘皮煎服。妊娠吐水，同干姜丸服。

艾叶：口吐清水。煎服。

半夏：呕逆厥冷，内有寒痰，同面作弹丸，煮吞之。妊娠呕吐，同人参、干姜丸服。小儿痰吐，同面包、丁香煨熟丸服。

呕吐

南星：除痰下气止呕。

旋覆花：止呕逆不下食，消痰下气。

香薷：伤暑呕吐。

藿香：脾胃吐逆为要药。

木香、当归：温中，止呕逆。

茅香：温胃止吐。

白豆蔻：止吐逆，散冷气，胃冷忽恶心，嚼数枚酒下。小儿胃寒吐乳，同缩砂、甘草末饮服。

肉豆蔻：温中下气止吐，及小儿乳霍。

益智子：胃冷。

谷菜

糯米：虚寒吐逆。

烧酒、白扁豆、豇豆、干姜、生姜：煎醋食。又同半夏煎服，去痰下气，杀虫止呕吐。

芥子：胃寒吐食。

果木

橘皮：止吐消痰温中。嘈杂吐清水，去白研末，时舐之。

蜀椒：止吐杀虫。

胡椒：去胃中寒痰，食已即吐水，甚验。

荜澄茄、吴茱萸、食茱萸：并止冷吐。

厚朴：痰壅呕逆不食，姜汁炙研，米饮服。主胃冷，吐不止。

【积滞】

草谷

香附子：止呕吐，下气消食。

大黄：口中常呕淡沘，煎服。

木禽

巴豆、五灵脂：治呕吐汤药不能下者，狗胆丸服。

 # 泄 泻

有湿热、寒湿、风暑、积滞、惊痰、虚陷。

【湿热】

草部

白术：除湿热，健脾胃。湿泄，同车前子末服。虚泄，同肉豆蔻、白芍药丸服。久泄，同茯苓、糯米丸服。小儿久泄，同半夏、丁香丸服。老人脾泄，同苍术、茯苓丸服。老小滑泄，同山药丸服。

苍术：湿泄如注，同芍药、黄芩、桂心煎服。

车前子：暑月暴泄。炒研服。

苎叶：骤然水泄。阴干研服。

秦艽：暴泄引饮。同甘草煎。

黄连：湿热脾泄。同生姜末服。食积脾泄，同大蒜丸服。

胡黄连：疳泻。

谷菜

粟米：并除湿热，利小便，止烦渴，燥脾胃。

青粱米、丹黍米、山药：湿泄。同苍术丸服。

薏苡仁。

木石

栀子：食物直出。十个微炒，煎服。

黄柏：小儿热泻。焙研米汤服，去下焦湿热。

茯苓、猪苓、石膏：水泄腹鸣如雷。煅研，饭丸服二十丸，不二服，愈。

雄黄：暑毒泄痢。丸服。

【虚寒】

草部

甘草、人参、黄芪、白芍药：平

肝补脾。同白术丸服。

防风、藁本：治风泄，风胜湿。

蘼芜：湿泄。作饮服。

升麻、葛根、柴胡：并主虚泄风泄，阳气下陷作泄。

半夏：湿痰泄。同枣煎服。

五味子：五更肾泄。同茱萸丸服。

补骨脂：水泄日久，同粟壳丸服。脾胃虚泄，同豆蔻丸服。

肉豆蔻：温中消食，固肠止泄。热泄，同滑石丸服。冷泄，同附子丸服。滑泄，同粟壳丸服。久泄，同木香丸服。老人虚泻，同乳香丸服。

木香：煨热，实大肠，和胃气。

缩砂：虚劳冷泄，宿食。

益智子：腹胀忽泄，日夜不止，诸药不效，元气脱也。浓煎二两服。

附子：少阴下利厥逆，同干姜、甘草煎服。脏寒脾泄，同肉豆蔻丸服。大枣煮丸服。

草乌头：水泄寒利。半生半炒丸服。

艾叶：泄泻。同吴茱萸煎服；同姜煎服。

茛菪子：久泄。同大枣烧服。

谷菜

糯米粉：同山药、砂糖食，止久痢泄。

神曲、白扁豆、薏苡仁、干姜：中寒水泄。炮研饮服。

【积滞】

麦蘖、荞麦粉：脾积泄。砂糖水服三钱。

芜荑：气泄久不止，小儿疳泄。同豆蔻、诃子丸服。

楮叶：止一切泄利。同巴豆皮炒研蜡丸服。

巴豆：积滞泄泻，可以通肠，可以止泄。夏月水泄，及小儿吐泻下痢，灯上烧，蜡丸水服。

泄泻

痢

有积滞、湿热、暑毒、虚滑、冷积、蛊毒。

【积滞】

大黄：诸痢初起。浸酒服，或同当归煎服。

巴豆：治积痢，同杏仁丸服。小儿用百草霜同化蜡丸服。

巴豆皮：同楮叶烧丸服，治一切泻痢。

藜芦：主泄痢。

紫苋、马苋：和蜜食，主产后痢。

莱菔：汁和蜜服，干者嚼之，止噤口痢。

莱菔子：下痢后重。

青木香：下痢腹痛，气滞里急，实大肠。

山楂：煮服，止痢。

荞麦粉：消积垢。鸡子白丸服，主噤口痢。

【湿热】

草部

黄连：热毒赤痢，水煎，露一夜，热服。小儿入蜜，或炒焦，同当归末、麝香米汤服。下痢腹痛，酒煎服。伤寒痢，同艾水煎服。暴痢，同黄芩煎服。气痢后重，同干姜末服。赤白日久，同盐梅烧末服；鸡子白丸服。诸痢脾泄，入猪肠煮丸。湿痢，同吴茱萸炒丸服。香连丸加减，通治诸痢。四治黄连丸，治五疳八痢。

胡黄连：热痢，饭丸服。血痢，同乌梅、灶下土末、茶服。

柴胡：积热痢。同黄芩半水半酒煎服。

青蒿：冷热久痢。同艾叶、豆豉作饼，煎服。

白蒿：夏月暴水痢。为末服。

益母草：同米煮粥，止疳痢。同盐梅烧服，止杂痢。

荆芥：烧末。

黄芩：下痢腹痛日久。同芍药、甘草用。

地黄：止下痢腹痛。汁，主蛊痢。

鸡肠草：汁，和蜜服。

车前汁：和蜜服。

蒲根：同粟米煎服。

苦参：炒焦，水服。

巴豆

巴豆治积滞

积滞

谷菜

绿豆：火麻汁煮。皮蒸食，二三年赤痢。

豆豉：炒焦酒服，入口即定。

小豆花：热痢，入豉汁作羹食。痢后气满不能食，煮食一顿即愈。

豇豆、豌豆、荞根茎：烧灰水服。

白扁豆：并主赤白痢。

豆腐：休息痢。醋煎服。

葱白：下痢腹痛。煮粥食，又煮鲫鱼鲊食。

黄瓜：小儿热痢。同蜜食。

【虚寒】

草部

甘草：泻火止痛。久痢，煎服。又浆水炙，同生姜煎服。同肉豆蔻煎服。

芍药：补脾散血，止腹痛后重。

人参：冷痢厥逆，同诃子、生姜煎服。噤口痢，同莲肉煎呷。老人虚痢，同鹿角末服。

当归：止腹痛里急后重，生血养血。久痢，吴茱萸炒过蜜丸服。

白术：胃虚及冷痢多年。

苍术：久痢。同川椒丸服。

熟艾叶：止腹痛及痢后寒热。醋煎服，或入生姜。

久痢，同橘皮，酒糊丸服。

乌头：久痢。烧研蜡丸服。

附子：休息痢。鸡子白丸服。

玄胡索：下痢腹痛。酒服二钱。

谷菜

大蒜：噤口痢及小儿痢，同冷水服，或丸黄丹服。

韭白：醋炒食。

生姜：久痢。同干姜作馄饨食。

麦面：炒焦服。

果木 —————————

砂糖：噤口痢。同乌梅煎呷。

虫鳞介部 —————————

蜂蜜：赤白痢。和姜汁服。

鲤鱼：暴痢。烧灰，饮服。

鲫鱼：久痢，酿五倍子烧服。血痢，酿白矾烧服。

【止涩】

草部 —————————

木贼：煎水。

营实根：疳痢。煎服。

五味子。

谷果 —————————

乌梅：止渴，除冷热痢，水煎服。血痢，同茶、醋服；同黄连丸服。休息痢，同建茶、干姜丸服。

大枣：疳痢。和光粉烧食。

【外治】

木鳖子：六个，研，以热面饼挖孔，安一半，热贴脐上，少顷再换即止。

黄丹：同蒜捣封脐，仍贴足心。

田螺：入麝捣，贴脐。

蓖麻：同硫黄捣，填脐。

脚 气

有风湿，寒湿，湿热，食积。

【风寒湿气】

草部 —————————

忍冬：脚气筋骨引痛。热酒服末。

丹参：风痹足软。渍酒饮。

谷菜 —————————

薏苡仁：干湿脚气。煮粥食，大验。

荆香：干湿脚气。为末酒服。

脚气

禽兽

猪肚：烧研酒服。

羊乳、牛乳：调硫黄末服，取汗。

【湿热流注】

草部

木通、防己、泽泻、香薷、荆芥、车前子、海金沙、海藻、大黄、商陆：合小豆、绿豆煮饭食。

牵牛：风毒脚气肠秘。蜜丸日服，亦生吞之。

谷菜

胡麻：腰脚痛痹。炒末，日服至一年，永瘥。

大麻仁：脚气腹痹，浸酒服。肿渴，研汁煮小豆食。

赤小豆：同鲤鱼煮食，除湿热脚气。

马齿苋：脚气浮肿，尿涩。煮食。

果木

木瓜：湿痹，脚气冲心，煎服。枝、叶皆良。

橘皮：脚气冲心。同杏仁丸服。

桃仁：脚气腰痛。为末酒服，一夜即消。

枇杷叶：脚气恶心。

【敷贴】

天雄、草乌头：姜汁调，或加大黄、木鳖子末。

皂荚：同小豆末。

木瓜：袋盛踏之。

胀　满

有湿热，寒湿，气积，食积，血积。

【湿热】

术：除湿热，益气和中。脾胃不和，冷气客之为胀满，同陈皮丸服。

黄连：去心火及中焦湿热。

黄芩：脾经诸湿，利胸中热。

柴胡：宣畅气血，引清气上行。

桔梗：腹满肠鸣，伤寒腹胀。同半夏、橘皮煎服。

射干：主胸胁满，腹胀气喘。

橘皮

山楂

橘皮、山楂治胃胀满

胃胀满

薄荷、防风、车前、泽泻、木通、白芍药：去脏腑壅气，利小便，于土中泻木而补脾。

大黄：主肠结热，心腹胀满。

半夏：消心腹痰热满结，除腹胀。小儿腹胀，以酒和丸，姜汤下，仍姜汁调，贴脐中。

忍冬：治腹胀满。

泽泻：渗湿热。

赤小豆：治热，利小便，下腹胀满，散气。

木瓜：治腹胀、善噫。

皂荚：主腹胀满。胸腹胀满，煨研丸服，取利甚妙。

枳实：消食破积，去胃中湿热。

茯苓：主心腹胀满，渗湿热。

【寒湿】

草豆蔻：除寒燥湿，开郁破气。

益智子：主客寒犯胃。腹胀忽泻，日夜不止，二两煎汤服，即止。

胡芦巴：治肾冷，腹胁胀满，面色青黑。

胡椒：虚胀腹大。同全蝎丸服。

附子：胃寒气满，不能传化，饥不能食。同人参、生姜末，煎服。

【气虚】

甘草：除腹胀满，下气。

人参：治心腹鼓痛，泻心肺脾中火邪。

葳蕤：主心腹结气。

青木香：主心腹一切气，散滞气，调诸气。

香附子：治诸气胀满。同缩砂、甘草为末服。

紫苏：治一切冷气，心腹胀满。

莱菔子：气胀气蛊。取汁浸缩砂炒七次，为末服。

生姜：下气，消痰喘胀满，亦纳下部导之。

姜皮：消胀痞，性凉。

马芹子：主心腹胀满，开胃下气。

山药：心腹虚胀，手足厥逆，或过服苦寒者。半生半炒为末，米饮服。

百合：除浮肿，胪胀痞满。

沉香：升降诸气。

【积滞】

刘寄奴穗：血气胀满。为末，酒服三钱，乃破血下胀仙药也。

蘖米：消食下气，去心腹胀满。产后腹胀，不得转气，坐卧不得，酒服一合，气转即愈。

葫蒜：下气，消谷化肉。

山楂：化积消食，行结气。

橘皮：下气破癖，除痰水滞气。

胡椒：腹中虚胀。同蝎尾、莱菔子丸服。

胡粉：化积消胀。小儿腹胀，盐炒摩腹。

齿　出　血

【除热】

防风、羌活、生苄、黄连。

【清补】

人参：齿缝出血成条，同茯苓、麦门冬煎服，奇效。上盛下虚，服凉药益甚者，六味地黄丸、黑锡丹。

【外治】

香附：姜汁炒研，或同青盐、百草霜。

丝瓜藤灰、寒水石：同朱砂、甘草、片脑。

齿出血

咳　嗽

有风寒，痰湿，火热，燥郁。

【风寒】

草莱

麻黄：发散风寒，解肺经火郁。

细辛：去风湿，泄肺破痰。

白前：风寒上气，能保定肺气，多以温药佐使。久咳唾血，同桔梗、桑白皮、甘草煎服。

百部：止暴嗽，浸酒服。三十年嗽，煎膏服。小儿寒嗽，同麻黄、杏仁丸服。

款冬花：为温肺治嗽要药。

咳嗽

牛蒡根：风寒伤肺壅咳。

生姜：寒湿嗽，烧含之。久嗽，以白饧或蜜煮食。小儿寒嗽，煎汤浴之。

虫鱼

蜂房：小儿咳嗽。烧灰服。

鲫鱼：烧服，止咳嗽。

禽兽

鸡子白皮：久咳。同麻黄末服。

【痰湿】

草部

莨菪子：久嗽不止，煮炒研末，同酥煮枣食。三十年呷嗽，同木香熏黄烧烟吸。

葶苈：肺壅痰嗽。同知母、贝母、枣肉丸服。

芫花：卒得痰嗽，煎水煮枣食。有痰，入白糖，少少服。

菜谷

白芥子、蔓菁子：并主痰气咳嗽。

莱菔子：痰气咳嗽，炒研和糖含。上气痰嗽，唾脓血，煎汤服。

莱菔：痨瘦咳嗽。煮食之。

丝瓜：化痰止嗽。烧研，枣肉丸服。

果木

橘皮：痰嗽，同甘草丸服。经年气嗽，同神曲、生姜、蒸饼丸服。

皂荚：咳嗽囊结。卒寒嗽，烧研，豉汤服。咳嗽上气，蜜炙丸服。又同桂心、干姜丸服。

金石

雄黄：冷痰劳嗽。

【痰火】

草部

甘草：除火伤肺咳。小儿热嗽，猪胆汁浸炙，蜜丸服。

沙参：益肺气，清肺火，水煎服。

麦门冬：心肺虚热，火嗽。嚼食甚妙，寒多人禁服。

灯笼草：肺热咳嗽喉痛。为末汤服，仍敷喉外。

知母：消痰润肺，滋阴降火。久近痰嗽，同贝母末，姜片蘸食。

谷菜

百合：肺热咳嗽。蜜蒸含之。

果木

杏仁：除肺中风热咳嗽。童尿浸，研汁熬丸，酒服。

甘蔗汁：虚热咳嗽涕唾。入青粱米煮粥食。

大枣、石蜜、刺蜜、桑叶：并主热咳。

金石

石膏：热盛喘咳，同甘草末服。热嗽痰涌如泉，煅过，醋糊丸服。

五倍子：敛肺降火，止嗽。

【虚劳】

草部

黄芪：补肺泻火，止痰嗽、自汗及咳脓血。

人参：补肺气。肺虚久嗽，同鹿角胶末煎服。化痰止嗽，同明矾丸服。喘嗽有血，鸡子清五更调服。小儿喘嗽，发热自汗，有血，同天花粉服。

五味子：收肺气，止咳嗽，乃火热必用之药。久咳肺胀，同粟壳丸服。久嗽不止，同甘草、五倍子、风化消末噙。又同甘草、细茶末噙。

紫菀：止咳脓血，消痰益肺。肺伤咳嗽，水煎服。吐血咳嗽，同五味子丸服。久嗽，同款冬花、百部末服。小儿咳嗽，同杏仁丸服。

款冬花：肺热劳咳，连连不绝，涕唾稠黏，为温肺治嗽之最。

痰嗽带血，同百合丸服。以三两烧烟，筒吸之。

地黄：咳嗽吐血。为末酒服。

柴胡：除劳热胸胁痛，消痰止嗽。

牛蒡子：咳嗽伤肺。

谷果

桃仁：急劳咳嗽。同猪肝、童尿煮，丸服。

胡桃：润燥化痰。久咳不止，同人参、杏仁丸服。

诸虫鳞介

鲫鱼头：烧研服。

鳖：骨蒸咳嗽。同柴胡诸药煮食。

禽兽

猪肾：同椒煮食。卒嗽，同干姜煮食，取汗。

羊胰：久嗽，温肺润燥。同大枣浸酒服。

羊肺、羊肉、貓骨、獭肝、阿胶：并主劳咳。

虚　损

有气虚，血虚，精虚，五脏虚，虚热，虚寒。

【气虚】

草部

甘草：五劳七伤，一切虚损，补益五脏。大人赢瘦，童尿煮服。小儿赢瘦，炙焦蜜丸服。

人参：五劳七伤，虚而多梦者加之，补中养营。虚劳发热，同柴胡煎服。房劳吐血，独参汤煎服。

黄芪：五劳赢瘦，寒热自汗，补气实表。

五味子：壮水锁阳，收耗散之气。

淫羊藿、狗脊：并主冷风虚劳。

柴胡、秦艽、薄荷：并解五劳七伤虚热。

菜谷

五芝、石耳、韭白、薤白、山药、甘薯：并补中益气。

大麻子：虚劳内热，大小便不利。水煎服。

果木

莲实：补虚损，交心肾，固精气，利耳目，厚肠胃。酒浸入猪肚煮丸服，或蒸熟蜜丸服，仙方也。

枸杞叶：五劳七伤。煮粥食。

地骨皮：去下焦肝肾虚热。虚劳客热，末服。热劳如燎，同柴胡煎服。虚劳寒热苦渴，同麦门冬煎服。

五加皮：五劳七伤。采茎叶末服。

沉香：补脾胃命门。

石虫

云母粉：并主五劳七伤虚损。

五色石脂：补五脏。

枸杞虫：起阳益精。同地黄丸服。

海蚕：虚劳冷气，久服延年。

鳞介禽兽

鲫鱼、鲥鱼、鳜鱼、鳖肉、淡菜、海蛇、鸡肉：炙食。

犬肉、牛肉、牛肚：作脍生食。

狗肾：产后肾劳，如疟体冷。

猪肚：同人参、粳米、姜、椒煮食，补虚。

【血虚】

草木

地黄：男子五劳七伤，女子伤中失血。同人参、茯苓熬，琼玉膏。酿酒、煮粥皆良。面炒研末酒服，治男女诸虚积冷，同菟丝子丸服。

麦门冬：五劳七伤客热。男女血虚，同地黄熬膏服。

泽兰：妇人频产劳瘦，丈夫面黄。丸服。

黄柏：下焦阴虚。同知母丸服，或同糯米丸服。

介兽

羊肉：益产妇。

羊肝：同枸杞根汁作羹食。

羊胃：久病虚赢，同白术煮饮。

【精虚】

草木

肉苁蓉：五劳七伤，茎中寒热痛，强阴益精髓。同羊肉煮食。

覆盆子：益精强阴，补肝明目。每旦水服三钱，益男子精，女

虚损

人有子。

何首乌：益精血气，久服有子，服食有方。

羊肾：虚劳精竭，作羹食。五劳七伤，同肉苁蓉煮羹食。虚损劳伤，同白术煮粥饮。

鹿茸：虚劳洒洒如疟，四肢酸痛，腰脊痛，小便数。同当归丸服；同牛膝丸服。

健　忘

心虚，兼痰，兼火。

【补虚】

草木

甘草：安魂魄，泻火养血，主健忘。

人参：开心益智，令人不忘。同猪肪炼过，酒服。

远志：定心肾气，益智慧不忘。为末，酒服。

石菖蒲：开心孔，通九窍，久服不忘不惑。为末，酒下。

丹参、当归、地黄：并养血安神定志。

预知子：心气不足，恍惚错忘，怔悸烦郁。同人参、菖蒲、山药、黄精等，为丸服。

谷菜果木

山药：镇心神，安魂魄，主健

健忘

忘，开达心孔，多记事。

龙眼：安志强魂，主思虑伤脾，健忘怔忡，自汗惊悸。归脾汤用之。

【痰热】

草果

黄连：降心火，令人不忘。

麦门冬、牡丹皮、紫胡、木

通：通利诸经脉壅寒热之气，令人不忘。

商陆花：人心昏塞，多忘喜误，为末，夜服。梦中亦醒悟也。

诸　汗

有气虚，血虚，风热，湿热。

【气虚】

黄芪：泄邪火，益元气，实皮毛。

人参：一切虚汗。同当归、猪肾煮食，止怔忡自汗。

白术：末服，或同小麦煎服，止自汗。同黄芪、石斛、牡蛎末服，主脾虚自汗。

麻黄根：止诸汗必用，或末，或煎，或外扑。

附子：亡阳自汗。

何首乌：贴脐。

果木

杜仲：产后虚汗。同牡蛎服。

吴茱萸：产后盗汗恶寒。

虫兽

五倍子：同荞麦粉作饼，煨食，仍以唾和填脐中。

黄雌鸡：伤寒后虚汗。同麻黄根煮汁，入肉苁蓉、牡蛎粉煎服。

猪肝：脾虚。食即汗出，为丸服。

羊胃：作羹食。

【血虚】

草兽

当归、地黄、白芍药、猪膏：产后虚汗。同姜汁、蜜、酒煎服。

猪心：心虚自汗。同参、归煮食。

【风热】

草部

白芷：盗汗。同朱砂服。

荆芥：冷风出汗。煮汁服。

黄连：降心火，止汗。

胡黄连：小儿自汗。

麦门冬。

果木

竹沥：产后虚汗。热服。

白芷

盗汗

白芷止盗汗

惊 悸

有火，有痰，兼虚。

【清镇】

草谷

黄连：泻心肝火，去心窍恶血，止惊悸。

麦门冬、远志、丹参、牡丹皮、玄参、知母：并定心，安魂魄，止惊悸。

甘草：惊悸烦闷，安魂魄。伤寒心悸脉代，煎服。

天南星：心胆被惊，神不守舍，恍惚健忘，妄言妄见。同朱砂、琥珀丸服。

芍药：泻肝，除烦热惊狂。

人参、黄芪、白及、胡麻、山药、黄柏、柏实、茯神、茯苓、乳香、没药、血竭、酸枣仁、厚朴、震烧木：火惊失志，煮汁服。

鳞介禽兽

猪心血：同青黛、朱砂丸服，治心病邪热。

猪肾：心肾虚损。同参、归煮食。

知母

惊悸

麦门冬

麦门冬、知母定心，止惊悸

不　眠

本草纲目

有心虚，胆虚，兼火。

【清热】

草部

灯心草：夜不合眼。煎汤代茶。

半夏：阳盛阴虚，目不得瞑。同秫米，煎以千里流水，炊以苇火，饮之即得卧。

麦门冬：除心肺热，安魂魄。

谷菜

秫米、大豆：日夜不眠。以新布火炙熨目，并蒸豆枕之。

干姜：虚劳不眠。研末二钱，汤服取汗。

果木

乌梅、椰榆：并令人得睡。

榆荚仁：作糜羹食，令人多睡。

酸枣：胆虚烦心不得眠。炒熟为末，竹叶汤下。或加人参、茯苓、白术、甘草，煎服。或加人参、辰砂、乳香，丸服。

大枣：烦闷不眠。同葱白煎服。

乳香：治不眠，入心活血。

虫兽

蜂蜜、白鸭：煮汁。

消 渴

上消少食，中消多食，下消小便如膏油。

【生津润燥】

草部

芭蕉根汁：日饮。

牛蒡子、葵根：消渴，小便不利，煎服；消中尿多，亦煎服。

谷菜

青粱米、粟米、麻子仁：煮汁。

蔓菁根、竹笋、生姜：鲫鱼胆和丸服。

果木

乌梅：止渴生津。微研水煎，入豉，再煎服。

禽兽

焐鸡汤：澄清饮，不过三只。

焐猪汤：澄清日饮。

【降火清金】

草部

麦门冬：心肺有热。同黄连丸服。

浮萍：捣汁服。同瓜蒌根丸服。

紫葛：产后烦渴。煎水服。

款冬花：消渴喘息。

谷菜

小麦：作粥饭食。

薏苡仁：煮汁。

赤小豆：煮汁。

豌豆：淡煮。

冬瓜：利小便，止消渴，杵汁饮。干瓢煎汁。苗、叶、子俱良。

果木

桑白皮：煮汁。

虫兽

蚕茧：煮汁饮。

【补虚滋阴】

草部

地黄、知母、葳蕤：止烦渴。煎汁饮。

人参：生津液，止消渴，为末，鸡子清调服。同瓜蒌根，丸服。同粉草、猪胆汁，丸服。同葛粉、蜜，熬膏服。

黄芪：诸虚发渴，生痈或痈后作渴。同粉草半生半炙末服。

香附：消渴累年。同茯苓末，

日服。

牛膝：下虚消渴。地黄汁浸曝，为丸服。

五味子：生津补肾。

菟丝子：煎饮。

蔷薇根：水煎。

谷菜果木

糯米粉：作糜一斗食，或绞汁和蜜服。

藕汁、椰子浆、栗壳：煮汁服。

枸杞、桑椹：单食。

石鳞禽兽

鹅：煮汁。

白雄鸡、黄雌鸡：煮汁。

白鸽：切片，同土苏煎汁，咽之。

猪脊骨：同甘草、木香、石

莲、大枣煎服。

羊肺、羊肉：同瓠子、姜汁、白面煮食。

牛胃、牛髓、牛脂：同瓜蒌汁，熬膏服。

牛脑、水牛肉、牛鼻：同石燕，煮汁服。

消渴

瘀　血

有郁怒，有劳力，有损伤。

【破血散血】

草部

生甘草：行厥阴、阳明二经污浊之血。

黄芪：逐五脏间恶血。

白术：利腰脐间血。

黄芩：热入血室。

黄连：赤目瘀血，上部见血。

败酱：破多年凝血。

射干：消瘀血、老血在心脾间。

桔梗：打击瘀血久在肠内时发动者。为末，米饮服。

常春藤：腹内诸冷血风血。煮酒服。

当归、丹参、芎䓖、白芷、泽兰、马兰、大小蓟、芒硝、芒茎：并破宿血，养新血。

赤小豆、米醋、黄麻根、麻子仁：并消散瘀血。

韭汁：清胃脘恶血。

泽兰

当归

泽兰、当归逐瘀血

瘀血

心 腹 痛

有寒气，热气，火郁，食积，死血，痰澼，虫物，虚劳，中恶，阴毒。

【温中散郁】

草部

木香：心腹一切冷痛、气痛，

九种心痛，妇人血气刺痛，并磨酒服。心气刺痛，同皂角末丸服。内钓腹痛，同乳、没丸服。

香附子：一切气，心腹痛，利三焦，解六郁，同缩砂仁、甘草末点服。心脾气痛，同高良姜末服。血气痛，同荔枝烧研酒服。

艾叶：心腹一切冷气鬼气，捣汁饮，或末服。同香附，醋煮丸服，治心腹小腹诸痛。

芎劳：开郁行气。诸冷痛中恶，为末，烧酒服。

藁本：大实心痛，已用利药。同苍术煎服，彻其毒。

苍术：心腹胀痛，解郁宽中。

甘草：去腹中冷痛。

高良姜：腹内暴冷久冷痛，煮

心腹痛

饮。心脾痛，同干姜丸服。又四制丸服。

苏子：一切冷气痛。同高良姜、橘皮等分，丸服。

姜黄：冷气痛，同桂末，醋服。小儿胎寒，腹痛，吐乳，同乳香、没药、木香丸服。

附子：心腹冷痛，胃寒蛔动，同炒栀子酒糊丸服。寒厥心痛，同郁金、橘红，醋糊丸服。

香薷：暑月腹痛。

谷部 ————————

烧酒：冷痛，入盐服。阴毒腹痛，尤宜。

黑大豆：肠痛如打。炒焦，投酒饮。

神曲：食积心腹痛。烧红淬酒服。

菜部 ————————

葱白：主心腹冷气痛，虫痛，疝痛，大人阴毒，小儿盘肠内钓痛。卒心痛，牙关紧急欲死，捣膏，麻油送下，虫物皆化黄水出。阴毒痛，炒熨脐下，并擂酒灌之。盘肠痛，炒贴脐上，并浴腹，良久尿出愈。

小蒜：十年五年心痛，醋煮饱食即愈。

韭：腹中冷痛，煮食。胸痹痛如锥刺，服汁，吐去恶血。

薤白：胸痹刺痛彻心背，喘息咳唾。同瓜蒌实，白酒煮服。

生姜：心下急痛。同半夏煎服，或同杏仁煎。

干姜：卒心痛，研末服。心脾冷痛，同高良姜丸服。

芥子：酒服，止心腹冷痛。阴毒，贴脐。

马芹子：卒心痛。炒末酒服。

果部

乌梅：胀痛欲死，煮服。

大枣：急心痛，同杏仁、乌梅丸服。陈枣核仁，止腹痛。

胡桃：急心痛。同枣煨嚼，姜汤下。

橘皮：途路心痛。煎服，甚良。

胡椒：心腹冷痛。酒吞三七粒。

茱萸：心腹冷痛，及中恶心腹痛。擂酒服。叶亦可。

榄子：同上。

木部

乌药：冷痛，磨水入橘皮、苏叶煎服。

【活血流气】

草部

当归：和血，行气，止疼。心下刺疼，酒服方寸匕。女人血气，同干漆丸服。产后痛，同白蜜煎服。

郁金：血气冷气，痛欲死。烧研醋服，即苏。

姜黄：产后血痛。同桂末酒服，血下即愈。

刘寄奴：血气。为末酒服。

红蓝花：血气。擂酒服。

大黄：干血气，醋熬膏服。冷热不调，高良姜丸服。

蒲黄：血气，心腹诸疼。同五灵脂煎醋或酒服。

丹参、牡丹、三棱、败酱。

【痰饮】

半夏：湿痰心痛。油炒丸服。

狼毒：九种心痛，同吴茱萸、巴豆、人参、附子、干姜丸服。心腹冷痰胀痛，同附子、旋覆花丸服。

草乌头：冷痰成包，心腹疠痛。

百合椒目：留饮腹痛。同巴豆丸服。

牡荆子：炒研服。

枳实：胸痹痰水痛。末服。

枳壳：心腹结气痰水。

矾石：诸心痛。以醋煎一皂子服；同半夏丸服。

五倍子：心腹痛。炒焦，酒服立止。

牡蛎粉：烦满心脾痛。煅研

酒服。

蛤粉：心气痛。炒研，同香附末服。

【火郁】

草部

黄连：卒热，心腹烦痛。水煎服。

苦参：大热，腹中痛，及小腹热痛，面色青赤，煎醋服。

黄芩：小腹绞痛，小儿腹痛。得厚朴、黄连，止腹痛。

山豆根：卒腹痛。水研服，入口即定。

马兰汁：绞肠沙痛。

沙参、玄参。

谷果

生麻油：卒热心痛。饮一合。

腰 痛

有肾虚，湿热，痰气，瘀血，闪肭，风寒。

【虚损】

草部

补骨脂：骨髓伤败，腰膝冷。肾虚腰痛，为末，酒服，或同杜仲、胡桃，丸服。妊娠腰痛，为末，胡桃、酒下。

菊花：腰痛去来陶陶。

艾叶：带脉为病，腰溶溶如坐水中。

附子：补下焦之阳虚。

蒺藜：补肾，治腰痛及奔豚肾气。蜜丸服。

谷菜

山药：并主男子腰膝强痛，补肾益精。

韭子：同安息香丸服。

茴香：肾虚腰痛，猪肾煨食。腰痛如刺，角茴末，盐汤或酒服，或加杜仲、木香，外以糯米炒熨。

果木

山楂：老人腰痛。同鹿茸丸服。

阿月浑子、莲实、芡实、沉香、乳香：并补腰膝命门。

枸杞根：同杜仲、萆薢，浸酒服。

介兽

鳖甲：卒腰痛，不可俯仰。炙

研酒服。

猪肾：腰虚痛。包杜仲末煨食。

郁李仁：宣腰胯冷脓。

茯苓：利腰脐间血。

【湿热】

草部

知母：腰痛，泻肾火。

葳蕤：湿毒腰痛。

威灵仙：宿脓恶水，腰膝冷疼。酒服一钱取利。或丸服。

青木香：气滞腰痛。同乳香酒服。

牵牛子：除湿热气滞，腰痛下冷脓。半生半炒，同硫黄末，白面作丸，煮食。

木鳖子、蕙草。

果木

槟榔：腰重作痛。为末酒服。

甜瓜子：腰腿痛。酒浸末服。

皂荚子：腰脚风痛。酥炒丸服。

【风寒】

羌活、麻黄：太阳病腰脊痛。

藁本：十种恶风鬼注，流入腰痛。

腰痛

痛 风

属风、寒、湿、热、挟痰及血虚、瘀血。

【风寒风湿】

草木

麻黄：风寒、风湿、风热痹痛，发汗。

羌活：风湿相搏，一身尽痛，非此不除。同松节煮酒，日饮。

防风：主周身骨节尽痛，乃治风去湿仙药。

苍术：散风，除湿，燥痰，解

本草纲目

七〇

郁，发汗，通治上中下湿气。湿气身痛，熬汁作膏，点服。

茜根：治骨节痛，燥湿行血。

苍耳子：风湿周痹，四肢拘痛。为末煎服。

牵牛子：除气分湿热，气壅腰脚痛。

羊踯躅：风湿痹痛走注，同糯米、黑豆，酒、水煎服，取吐利。风痰注痛，同生南星捣饼，蒸四五次收之，临时焙丸，温酒下三丸，静卧避风。

芫花：风湿痰注作痛。

草乌头：风湿痰涎，历节走痛不任。入豆腐中煮过，晒研，每服五分，仍外敷痛处。

乌头、附子：并燥湿痰，为引经药。

薏苡仁：久风湿痹，筋急不可屈伸。风湿身痛，日晡甚者，同麻黄、杏仁、甘草煎服。

桂枝：引诸药横行手臂。同椒、姜浸酒，絮熨阴痹。

虫兽

蚯蚓：脚风宜用。

水龟：风湿拘挛，筋骨疼痛。同天花粉、枸杞子、雄黄、麝香、槐花煎服。板，亦入阴虚骨痛方。

【风痰湿热】

草部

半夏、天南星：并治风痰、湿痰、热痰凝滞，历节走注。右臂湿痰作痛，南星、苍术煎服。

大戟、甘遂：并治湿气化为痰饮，流注胸膈经络，发为上下走注，疼痛麻痹。能泄脏腑经隧之湿。

大黄：泄脾胃血分之湿热。酥炒煎服，治腰脚风痛，取下冷脓恶物，即止。

威灵仙：治风湿痰饮，为痛风要药，上下皆宜。腰膝积年冷病诸痛，为末酒下，或丸服，以微利为效。

黄芩：三焦、湿热、风热，历节肿痛。

秦艽：除阳明风湿、湿热，养血荣筋。

龙胆草、木通：煎服。

防己、木鳖子：并主湿热肿痛。在下加之。

姜黄：治风痹臂痛，能入手臂，破血中之滞气。

红蓝花：活血滞，止痛。瘦人宜之。

菜果

白芥子：暴风毒肿，痰饮流入四肢、经络，作痛。

痛风

桃仁：血滞、风痹、挛痛。

橘皮：下滞气，化湿痰。风痰麻木，或手木，或十指麻木，皆是湿痰死血。以一斤去白，逆流水五碗，煮烂去滓至一碗，顿服取吐，乃吐痰之圣药也。

槟榔：一切风气，能下行。

木石

枳壳：风痒麻痹，散痰疏滞。

黄柏：除下焦湿热痛肿。下身甚者加之。

茯苓：渗湿热。

竹沥：化热痰。

【补虚】

草部

当归、芎䓖、芍药、地黄、丹参：并养新血，破宿血，止痛。

牛膝：补肝肾，逐恶血，治风寒湿痹，膝痛不可屈伸，能引诸药下行。痛在下者加之。

石斛：脚膝冷痛痹弱，酒浸酥蒸，服满一镒，永不骨痛。

土茯苓：治疮毒、筋骨痛，去风湿，利关节。

谷木

罂粟壳：收敛固气，能入肾。治骨痛尤宜。

乳香：补肾活血，定诸经之痛。

没药：逐经络滞血，定痛。历节诸风痛不止，同虎胫骨末，酒服。

【外治】

芥子：走注风毒痛，同醋涂。

眩　晕

眩是目黑，晕是头旋，皆是气虚挟痰，挟火，挟风，或挟血虚，或兼外感四气。

【风虚】

草菜

天麻：目黑头旋，风虚内作，

非此不能除，为治风神药，名定风草。首风旋运，消痰定风，同川芎，蜜丸服。

白芷：头风、血风、眩晕。蜜丸服。

苍耳子：诸风头晕，蜜丸服。女人血风头旋，闷绝不省，为末酒服，能通顶门。

菊苗：男女头风眩晕，发落有痰，发则昏倒。四月收，阴干为末，每酒服二钱。秋月收花浸酒，或酿酒服。

蒴藋根：头风旋运，同独活、石膏煎酒服。产后血运，煎服。

排风子：目赤头旋。同甘草、菊花末。

当归：失血眩晕，芎䓖煎服。

芎䓖：首风旋运。

红药子：产后血运。

附子、乌头、薄荷、细辛、木香、紫苏、水苏、白蒿、飞廉、卷柏、蘼芜、羌活、藁本、地黄、人参、黄芪、升麻、柴胡、山药：并治风虚眩晕。

生姜。

木虫鳞兽

松花：头旋脑肿。浸酒饮。

槐实：风眩欲倒，吐涎如醉，漾漾如舟车上。

辛夷：眩冒，身兀兀如在车船上。

蔓荆实：脑鸣昏闷。

伏牛花、丁香、茯神、茯苓、山茱萸、地骨皮、全蝎、白花蛇、乌蛇：并头风眩晕。

鹿茸：眩晕，或见一为二。半两煎酒，入麝服。

驴头：中风头眩，身颤，心肺浮热。同豉煮食。

兔头骨及肝、羚羊角、羊头蹄及头骨、羊肉、牛胃、猪脑、猪血、熊脑：并主风眩瘦弱。

眩晕

旋覆花

前胡

头痛

旋覆花、前胡止头痛

【痰热】

草菜

天南星：风痰眩晕吐逆。同半夏、天麻、白面煮丸。

半夏：痰厥昏晕。同甘草、防风煎服。风痰眩晕，研末水沉粉，入朱砂丸服。

金花丸：同南星、寒水石、天麻、雄黄、白面，煮丸服。

白附子：风痰。同石膏、朱砂、龙脑丸服。

大黄：湿热眩晕。炒末茶服。

旋覆花、天花粉、前胡、桔梗、黄芩、黄连、泽泻、白芥子：热痰烦运。同黑芥子、大戟、甘遂、芒硝、朱砂丸服。

果木

橘皮、荆沥、竹沥：头风旋运目眩，心头漾漾欲吐。

头 痛

有外感，气虚，血虚，风热，湿热，寒湿，痰厥，肾厥，真痛，偏痛。右属风虚，左属痰热。

【引经】

太阳：麻黄、藁本、羌活、蔓荆。

阳明：白芷、葛根、升麻、石膏。

少阳：柴胡、芍药。

太阴：苍术、半夏。

少阴：细辛。

厥阴：吴茱萸、芍药。

【湿热痰湿】

草部

黄芩：一味，酒浸晒研，茶服，治风湿、湿热、相火、偏正诸般头痛。

薄荷：除风热，清头目。蜜丸服。

菊花：头目风热肿痛。同石膏、芍药末服。

蔓荆实：头痛，脑鸣，目泪；太阳头痛。为末浸酒服。

水苏：风热痛。同皂荚、芫花丸服。

半夏：痰厥头痛，非此不除。同苍术用。

瓜蒌：热病头痛。洗瓤温服。

香附子：气郁头痛，同川芎末常服。偏头风，同乌头、甘草丸服。

大黄：热厥头痛。酒炒三次，为末，茶服。

钩藤：平肝风心热。

茺蔚子：血逆，大热头痛。

木通、青黛、大青、白鲜皮、茵陈、白蒿、泽兰、沙参、丹参、知母、吴蓝、景天：并主天行头痛。

菜果

竹笋：并主痰热头痛。

杨梅：头痛。为末茶服。

木石

竹茹：饮酒人头痛。煎服。

【风寒湿厥】

草谷菜果

芎䓖：风入脑户头痛，行气开郁，必用之药。风热及气虚，为末茶服。偏风，浸酒服。卒厥，同乌药末服。

防风：头面风去来。偏正头风，同白芷，蜜丸服。

天南星：风痰头痛，同荆芥丸服。痰气，同茴香丸服。妇人头风，为末酒服。

乌头、附子：浸酒服，煮豆食，治头风。同白芷末服，治风毒痛。同川芎或同高良姜服，治风寒痛。同葱汁丸，或同钟乳、全蝎丸，治气虚痛。同全蝎、韭根丸，肾厥痛。同釜墨，止痰厥痛。

天雄：头面风去来痛。

草乌头：偏正头风。同苍术、葱汁丸服。

白附子：偏正头风，同牙皂末服。痰厥痛，同半夏、南星丸服。

地肤子：雷头风肿。同生姜擂酒服，取汗。

杜衡：风寒头痛初起。末服，发汗。

蒴藋：煎酒取汁。

蓖麻子：同川芎烧服，取汗。

草薢：同虎骨、旋覆花末服，取汗。

南藤：酿酒服，并治头风。

通草：烧研酒服，治洗头风。

菖蒲：头风泪下。

杜若：风入脑户，痛肿涕泪。

胡芦巴：气攻痛。同三棱、干姜末，酒服。

牛膝：脑中痛。

当归：煮酒。

地黄、芍药：并血虚痛。

葳蕤、天麻、人参、黄芪：并气虚痛。

苍耳、大豆黄卷：并头风痹。

胡麻：头面游风。

百合：头风目眩。

胡荽、葱白、生姜：并风寒头痛。

杏仁：时行头痛，解肌。风虚痛欲破，研汁入粥食，得大汗即解。

木石虫兽

柏实：并主头风。

桂枝：伤风、头痛、自汗。

乌药：气厥头痛，及产后头痛，同川芎末，茶服。

皂荚：时气头痛，烧研，同姜、蜜，水服，取汗。

山茱萸：脑骨痛。

辛夷、伏牛花、空青、曾青：并风眩头痛。

石硫黄：肾厥头痛、头风，同消石丸服。同胡粉丸服。同食盐丸服。同乌药丸服。

蜂子、全蝎、白僵蚕：葱汤服。或入高良姜，或以蒜制为末服，治痰厥、肾厥痛。

白花蛇：脑风头痛，及偏头风。同南星、荆芥诸药末服。

羊肉：头脑大风，汗出虚劳。

羊屎：雷头风。焙研酒服。

头痛

【外治】

谷精草：为末嗜鼻，调糊贴脑，烧烟熏鼻。

玄胡索：同牙皂、青黛为丸。

瓜蒂、藜芦、细辛、苍耳子、大黄、远志、荜茇、高良姜、牵牛：同砂仁、杨梅末。

雄黄：同细辛。

玄精石、消石、人中白：同地龙末、羊胆为丸。

旱莲汁、萝卜汁、大蒜汁、苦瓠汁：并嗜鼻。

艾叶：揉丸嗅之，取出黄水。

半夏烟、木槿子烟、龙脑烟：并熏鼻。

灯火：焠之。

荞麦面：作大饼，更互合头，出汗。或作小饼，贴四眼角，灸之。

黄蜡：和盐作兜鍪，合之即止。

茱萸叶：蒸热枕之，治大寒犯脑痛，亦浴头。

桐木皮、冬青叶、石南叶、牡荆根、槐子皮、莽草、葶苈、豉汁、驴头汁：并治头风。

柚叶：同葱白。

山豆根、南星：同川乌。

乌头、草乌头：同栀子、葱汁。

乳香：同蓖麻仁。

决明子：并贴太阳穴。

露水：八月朔旦取，磨墨点太阳，止头疼。

桂木：阴雨即发痛，酒调，涂顶额。

井底泥：同硝、黄敷。

朴硝：热痛，涂顶上。

诃子：同芒硝、醋摩之。

牛蒡根：同酒煎膏摩之。

绿豆：作枕去头风。决明、菊花皆良。

麦面：头皮虚肿，薄如裹水。口嚼敷之良。

栀子：蜜和敷舌上，追涎去风，甚妙。

面

面肿是风热。面紫赤是血热。疱是风热，即谷嘴。齇是血热，即酒齇。䵟黯是风邪客于皮肤，痰饮渍于腑脏，即雀卵斑，女人名粉滓斑。

【瘢痕】

葵子：涂。

大麦麹：和酥傅。秋冬用小麦麸。

冬青子及木皮灰：入面脂。

真玉：摩面。

马蔺根：洗。

鸡子黄：炒黑拭之。

羊髓、獭髓、牛髓、牛酥：并灭瘢痕。

【面疮】

草部

蓖麻子：肺风面疮，同大枣、瓦松、白果、肥皂为丸，日洗。

何首乌：洗。

牵牛：涂。

谷菜果木

白米：并涂小儿面上甜疮。

丝瓜：同牙皂烧，擦面疮。

枇杷叶：茶服，治面上风疮。

桃花：面上黄水疮，末服。

杏仁：鸡子白和涂。

银杏：和糟嚼涂。

柳叶：洗面上恶疮。

土石

盐汤：揭面上恶疮。

面

眼 目

有赤目传变，内障昏盲，外障翳膜，物伤眯目。

【赤肿】

草部

黄连：消目赤肿，泻肝胆心火，不可久服。赤目痛痒，出泪羞明，浸鸡子白点。蒸人乳点。同冬青煎点。同干姜、杏仁煎点。水调贴足心。烂弦风赤，同人乳、槐花、轻粉蒸熨。风热盲翳，羊肝丸服。

黄芩：消肿赤瘀血。

芍药：目赤涩痛，补肝明目。

葳蕤：目痛眦烂泪出。赤目涩痛，同芍药、当归、黄连煎洗。

薄荷：去风热。烂弦，以姜汁浸研，泡汤洗。

荆芥：头目一切风热疾。为末酒服。

防己：目睛暴痛。酒洗三次，末服。

地黄：血热，睡起目赤，煮粥食。暴赤痛，小儿蓐内目赤，并贴之。

地肤子：风热赤目，同地黄作饼，晒研服。

苦参、细辛：并明目，益肝胆，止风眼下泪。

五味子：同蔓荆子煎，洗烂弦。

谷菜

豆腐：热贴。

黑豆：袋盛泡热，互熨数十次。

生姜：目暴赤肿。取汁点之。

干姜：目睛久赤，及冷泪作痒，泡汤洗之。取粉点之，尤妙。末，贴足心。

果部

西瓜：日干，末服。

石莲子：眼赤痛。同粳米作粥食。

梨汁：点胬肉。赤目，入腻粉、黄连末。

甘蔗汁：合黄连煎，点暴赤肿。

杏仁：同古钱埋之，化水点目中赤脉。同腻粉，点小儿血眼。油烧烟，点胎赤眼。

木部

黄柏：目热赤痛，泻阴火。时行赤目，浸水蒸洗。婴儿赤目，浸人乳点。

栀子：目赤热痛，明目。

枸杞根皮：洗天行赤目。

槐花：退目赤。胎赤，以枝磨铜器汁涂之。

丁香：百病在目。同黄连煎乳点之。

蕤核仁：和胡粉、龙脑，点烂赤眼。

桑叶：赤目涩疼。为末，纸卷烧烟熏鼻中。

水土

热汤：沃赤目。

金石

玛瑙：熨赤烂。

水精、玻璃：熨热肿。

介鳞

田螺：入盐化汁，点肝热目赤。入黄连、真珠，止目痛。入铜绿，点烂眼。

蚌：赤目、目暗，入黄连，取汁点。

眼目

禽兽

乌鸡胆、鸭胆、鸡子白：并点赤目。

鸡卵白皮：风眼肿痛。同枸杞白皮嗜鼻。

鸡冠血：点目泪不止。

驴乳：浸黄连，点风热赤目。

猪胆、犬胆、羊胆：蜜蒸九次。

【昏盲】

草部

人参：益气明目。酒毒目盲，苏木汤调末服。小儿惊后，瞳人不正，同阿胶煎服。

黄精：补肝明目。同蔓荆子九蒸九晒为末，日服。

玄参：补肾明目。赤脉贯瞳，猪肝蘸末服。

当归：内虚目暗。同附子丸服。

地黄：补阴，主目晾晾无所见。补肾明目，同椒红丸服。

麦门冬：明目轻身，同地黄、车前丸服。

决明子：除肝胆风热，淫肤赤白膜，青盲。益肾明目，每旦吞一匙，百日后夜见物光。补肝明目，同蔓菁酒煮为末，日服。积年失明，青盲雀目，为末，米饮服；或加地肤子丸服。

营实：目热暗。同枸杞子、地肤子丸服。

淫羊藿：病后青盲，同淡豉煎服。小儿雀目，同蚕蛾、甘草、射干末，入羊肝内煮食。

天麻、芎䓖、草薢：并补肝明目。

菊花：风热，目疼欲脱，泪出，养目去盲，作枕明目。叶同。

五味子：补肾明目，收瞳子散。

覆盆子：补肝明目。

柴胡：目暗，同决明子末，人乳和敷目上，久久目视五色。

谷菜

大豆：肝虚目暗。牛胆盛之，夜吞三七粒。

葱白：归目益精，除肝中邪气。

葱实：煮粥食，明目。

芥子：雀目，炒末，羊肝煮食。挼入目中，去翳。

果部

梅核仁、胡桃：并明目。

石蜜：明目，去目中热膜，同巨胜子丸服。

木部

桂、辛夷、枳实、山茱萸：并明目。

沉香：肾虚目黑。同蜀椒丸服。

槐子：久服，除热明目除泪。煮饮。或入牛胆中风干吞之。或同黄连末丸服。

五加皮：明目。浸酒，治目僻目瞤。

黄柏：目暗，每旦含洗，终身无目疾。

金石

丹砂：目昏内障，神水散大。同磁石、神曲丸服。

食盐：洗目，明目止泪。

虫介鳞部

蜂蜜：目肤赤胀。肝虚雀目，同蛤粉、猪肝煮食。

蚌粉：雀目夜盲。同猪肝、米泔煮食。与夜明砂同功。

玳瑁：迎风目泪，肝肾虚热也。同羚羊角、石燕子末服。

鲫鱼：热病目暗，作臛食。胬肉，贴之。

鲤鱼脑：和胆，点青盲。

禽兽

雄鸡胆：目为物伤。同羊胆、鲫鱼胆点。

乌鸡肝：风热目暗。作羹食。

猪肝：补肾明目。雀目，同海螵蛸、黄蜡煮食。

牛肝：补肝明目。

犬胆：肝虚目暗，同萤火末点。目中脓水，上伏日酒服。

牛胆：明目，酿槐子吞。酿黑豆吞。和柏叶、夜明砂丸服。

鹿茸：补虚明目。

耳

耳鸣、耳聋。有肾虚，有气虚，有郁火，有风热。耳痛是风热，聤耳是湿热。

【补虚】

草谷

熟地黄、当归、肉苁蓉、菟丝子、枸杞子：肾虚耳聋。诸补阳药皆可通用。

百合：为末，日服。

石禽兽

鸡子：作酒，止耳鸣。和蜡炒

食，治聋。

羊肾：补肾治聋。脊骨，同磁石、白术诸药煎服。

【耳痛】

草木

连翘、柴胡、黄芩、龙胆、鼠粘子、商陆：塞。

楝实、牛蒡根：熬汁。

蓖麻子：并涂。

木鳖子：耳卒热肿，同小豆、大黄，油调涂。

木香：以葱黄染鹅脂，蘸末内入。

菖蒲：作末炒罨，甚效。

郁金：浸水滴。

水石

矾石（化水）、芒硝水。磨刀水：并滴。

蚯蚓屎：涂。

炒盐：枕。

虫兽

蛇蜕：耳忽大痛，如虫在内走，或流血水，或干痛，烧灰吹入，痛立止。

鳝血：滴。

穿山甲：同土狗吹。

麝香：通窍。

耳

鼻

鼻渊，流浊涕，是脑受风热。鼻鼽，流清涕，是脑受风寒，包热在内。脑崩臭秽，是下虚。鼻窒，是阳明湿热，生瘜肉。鼻齄，是阳明风热及血热，或脏中有虫。鼻痛，是阳明风热。

【窒瘜】

【内治】

草菜

白薇：肺实鼻塞，不知香臭。同贝母、款冬、百部为末服。

小蓟：煎服。

果木 ————————————

荜澄茄：同薄荷、荆芥丸服。

鳞兽 ————————————

蛇肉：肺风鼻塞。

羊肺：鼻瘜。同白术、肉苁蓉、干姜、芎䓖为末，日服。

【外治】

细辛：鼻齆，不闻香臭。时时吹之。

皂荚、麻鞋灰、礜石、麝香：并吹。

蒺藜：同黄连煎汁，灌入鼻中，嚏出瘜肉如蛹。

雄黄：一块塞，不过十日，自落。

【鼻痛】

石硫黄：搽。

酥、羊脂：并涂之。

【鼻干】

黄米粉：小儿鼻干无涕，脑热也。同矾末，贴囟门。

【赤齄】

【内治】

使君子：酒齄面疮。以香油浸

鼻

润，卧时嚼三五个，久久自落。

苍耳叶：酒蒸焙研服。

栀子：鼻齄面疱。炒研，黄蜡丸服；同枇杷叶为末，酒服。

橘核：鼻赤酒齄。炒研三钱，同胡桃一个，擂酒服。

【外治】

黄连：鼻齄。同天仙藤灰，油调搽。

蜀葵花：夜涂旦洗。

牵牛：鸡子白调，夜涂旦洗。

银杏：同酒糟嚼敷。

硫黄：同枯矾末，茄汁调涂。或加黄丹，或加轻粉。

槟榔：同硫黄、龙脑涂，仍研蓖麻、酥油搽。

大风子：同硫黄、轻粉、木鳖子涂。

口 舌

舌苦是胆热，甘是脾热，酸是湿热，涩是风热，辛是燥热，咸是脾湿，淡是胃虚，麻是血虚，生苔是脾热闭，出血是心火郁，肿胀是心脾火毒，疮裂是上焦热，木强是风痰湿热，短缩是风热。舌出数寸有伤寒、产后、中毒、大惊数种。口糜是膀胱移热于小肠，口臭是胃火食郁。喉腥是肺火痰滞。

【舌胀】

草谷

甘草：木强肿胀塞口，不治杀人。浓煎噙漱。

芍药：同甘草煎。

木部

龙脑香：伤寒舌出数寸。掺之随消。

口舌

冬青叶：舌胀出口。浓煎浸之。

虫鳞禽兽

五倍子：并掺之。

鸡冠血：中蜈蚣毒，舌胀出口。浸之咽下。

【强痹】

雄黄：中风舌强。同荆芥末，豆淋酒服。

皂荚、矾石：并擦痰壅舌麻。

【舌苦】

柴胡、黄芩、苦参、黄连、龙胆：泻胆。

麦门冬：清心。

【口臭】

草菜

大黄：烧研揩牙。

细辛：同白豆蔻含。

香薷、鸡苏、藿香、益智、缩砂、草果、山姜、高良姜、山奈、甘松、杜若、香附：揩牙。

咽痛是君火，有寒包热。喉痹是相火，有嗌疸，俗名走马喉痹，杀人最急，唯火及针烙效速，次则拔发咬指，吐痰畜鼻。

【降火】

草部

甘草：缓火，去咽痛，蜜炙煎服。肺热，同桔梗煎。

知母、黄芩：并泻肺火。

薄荷、荆芥、防风：并散风热。

玄参：去无根之火。急喉痹，同鼠粘子末服。发斑咽痛，同升麻、甘草煎服。

恶实：除风热，利咽膈。喉肿，同马兰子末服。悬痈肿痛，同甘草煎咽，名开关散。

麦门冬：虚热上攻咽痛。同黄连丸服。

乌敛莓：同车前、马蔺杵汁咽。

通草：含咽，散诸结喉痹。

灯心草：烧灰，同盐吹喉痹甚捷。同蓬砂，同箸叶灰皆可。同红花灰，酒服一钱，即消。

白芷：同雄黄水和，涂顶。

谷部

豆豉：咽生瘜肉。刺破出血，同盐涂之，神效。

白面：醋和涂喉外。

果木

西瓜汁、橄榄、无花果、苦茗：并噙咽。

吴茱萸：醋调涂足心。

龙脑香：同黄柏、灯心草、白矾烧吹。

兽部

牛靥：喉痹。

猪肤：咽痛。

猪胆：腊月盛黄连、朴硝，风干吹之。

【风痰】

草部

菖蒲汁：和烧铁锤焠酒服。

蛇床子：冬月喉痹，烧烟熏之，其痰自出。

蓖麻油：烧燃熏焠，其毒自破。仁，同朴硝，研水服，取吐。

麻黄：尸咽痛痒。烧熏。

高良姜：同皂荚吹鼻。

谷菜

饴糖、大豆汁：并含咽。

韭根、薤根、芥子：并敷喉外。

百合、桑耳：并浸蜜含。

生姜汁：和蜜服，治食诸禽中毒，咽肿痹。

果木

秦椒、瓜蒂：并吐风痰。

桃皮、荔枝根：并煮含。

杏仁：炒，和桂末服。

皂荚：急喉痹。生研点之，即破，外以醋调涂之。捼水灌。

楮实：水服一个。

金石

雄黄：磨水服，同巴豆研服，取吐下。或入瓶烧烟熏鼻，追涎。

鳞介

鲤鱼胆：同灶底灰，涂喉外。

禽兽

猪脑：喉痹已破。蒸熟，入姜食之。

咽喉

牙 齿

牙痛，有风热，湿热，胃火，肾虚，虫䘌。

【风热、湿热】

草部

秦艽：阳明湿热。

黄芩：中焦湿热。

白芷：阳明风热。同细辛掺。入朱砂掺。

黄连：胃火湿热。牙痛恶热，揩之立止。

升麻：阳明本经药，主牙根浮烂疳䘌。胃火，煎漱。

羌活：风热，煮酒漱。同地黄末煎服。

荆芥：风热。同葱根、乌桕根煎服。

细辛：和石灰掺。

缩砂仁：嚼。

附子尖：同天雄尖、蝎梢末，点之即止。

大黄：胃火牙痛。烧研揩牙。

同地黄贴之。

生地黄：牙痛牙长，并含咋之。食蟹龈肿，皂角蘸汁炙研，掺之。

苍术：盐水浸烧，揩牙，去风热、湿热。

香附：同青盐、生姜，日擦固齿。同艾叶煎漱。

高良姜：同蝎。

青木香：并擦牙。

薰草：同升麻、细辛。

谷菜

薏苡根、胡麻、黑豆：并煎漱。

水芹：利口齿。

赤小豆、老姜：同矾。

干姜：同椒。

鸡肠草：同旱莲、细辛。

丝瓜：烧。并同盐擦。

大蒜：煨擦。

木耳：同荆芥。

土石

朴硝：皂荚煎过，擦风热，及食蟹龈肿。

【肾虚】

草菜

旱莲草：同青盐炒焦，揩牙，乌须固齿。

补骨脂：同青盐日揩。风虫，同乳香。

蒺藜：打动牙痛，擦漱。

骨碎补：同乳香塞。

独蒜：熨。

甘松：同硫黄煎漱。

牛膝：含漱。

【虫蜃】

草部

桔梗：同薏苡根，水煎服。

大黄：同地黄贴。

覆盆子：点目取虫。

细辛、莽草、苦参、恶实：并煎漱。

附子：塞孔。又塞耳。

果木

银杏：食后生嚼一二枚。

皂荚子：醋煮烙之。

胡桐泪：为口齿要药。热湿牙痛，及风疳蜃齿骨槽风，为末，入麝，夜夜贴之。宣露臭气，同枸杞根漱。蠹黑，同丹砂、麝香掺。

巴豆：风虫，绵裹咬。烧烟熏。同蒜塞耳。

牙齿

须 发

【发落】

草部

骨碎补：病后发落。同野蔷薇枝煎刷。

香薷：小儿发迟。同猪脂涂。

茉莉花：蒸油。

蓬蘽子：榨汁。

芭蕉油、蓖麻子、金星子、兰草、蕙草、昨叶何草：并浸油梳头，长发令黑。

谷菜

胡麻油及叶、大麻子及叶：并沐日梳，长发。

蒲公英、旱莲：并揩牙乌须。

生姜：擦。

莴苣子、白菘子油、芸薹子油。

果木

枣根：蒸汁。

蜀椒：浸酒。

皂荚：地黄、姜汁炙研，揩牙乌须。

桑椹：浸水。并涂头，生毛发。

桐叶：同麻子煮米泔，沐发则长。连子蒸取汁，沐发则黑。

桑白皮：同柏叶，沐发不落。

须发

禽兽

犬乳：涂赤发。

【生眉】

草谷

白鲜皮：眉发脆脱。

香附：长须眉。

苦参、仙茅：大风，眉发脱落。

昨叶何草：生眉发膏为要药。

半夏：眉发堕落，涂之即生。茎涎同。

菜木

芥子：同半夏、姜汁。

蔓菁子：醋和，并涂。

生姜：擦。

柳叶：同姜汁，擦眉落。

白矾：眉发脱落。蒸饼丸服。

雄黄：和醋涂。

狗脑：眉发火癍不生。和蒲黄，日三敷之。

蒜汁：眉毛动摇，目不能眨，唤之不应。和酒服，即愈。

跌仆折伤

肠出，杖疮。

【内治活血】

大黄：同当归煎服，或同桃仁。

刘寄奴：同玄胡索、骨碎补，水煎服。

土当归：煎酒服，或同葱白、荆芥，水煎服。

三七：磨酒。

虎杖：煎酒。

何首乌：同黑豆、皂角等丸服，治损宽筋。

黑大豆：煮汁频饮。

生姜：汁，同香油，入酒。

补骨脂：同茴香、辣桂末，酒服。

干藕：同茴香末，日服。

荷叶：烧研，童尿服，利血甚效。

白莴苣子：同乳香、乌梅、白术服，止痛。

胡桃：擂酒。

杏枝、松节、白杨皮：并煎酒服。

鲍鱼：煎服，主损伤，瘀血在四肢不散者。

猪肉：伤损，血在胸膈不食者。生剁，温水送下一钱，即思食。

【外治散瘀接骨】

大黄：姜汁调涂，一夜变色。

糯米：寒食浸至小满，酒研，如用，水调涂之。

白杨皮：血沥在骨肉间，痛不可忍。杂五木煎汤浸之。

乌鸡：一切折伤，兽触胸腹者。连毛捣烂醋和，隔布揾之，待振寒欲吐，徐取下，再上。

牛马血：折伤垂死。破牛或马腹纳入，浸热血中，愈。

地黄：炒热杵泥。

麦麸：醋炒。

麦面：水和，并服。

稗草、绿豆粉：炒紫。

豆黄、豆腐：贴，频易。

酒糟、葱白：煨。

萝卜、生姜：同葱白、面炒。汁，同酒调面。

桃仁、李核仁、肥皂：醋调。

桑白皮：煎膏。

鳖肉：生捣。

龟肉、摄龟：并生捣。

羊脂、野驼脂、犛牛酥、牛髓、猪髓：并摩。

猪肉：炙贴。

牛肉：炙贴。

母猪蹄：煮，洗伤挞诸败疮。

栗子：筋骨断碎，瘀血肿痛。生嚼涂之，有效。

蟹肉：筋骨折伤断绝，连黄捣泥，微纳罨，筋即连也。

五灵脂：骨折肿痛，同白及、乳、没，油调涂。接骨，同茴香，先敷乳香，次涂小米粥，乃上药，帛裹木夹，三五日效。

牛蹄甲：接骨。同乳、没烧研，黄米糊和敷。

跌仆折伤

胎　前

子烦，胎啼。

【安胎】

黄芩：同白术。为安胎清热圣药。

白术：同枳壳丸服，束胎易生。

续断：三月孕，防胎堕。同杜仲丸服。

益母草：子同。胎前宜熬膏服。

丹参：安生胎，落死胎。

青竹茹：八九月伤动作痛，煎酒服。

竹沥：因交接动胎。饮一升。

白药子：胎热不安。同白芷末服。

黄连：因惊胎动出血。酒饮。

知母：月未足，腹痛如欲产状。丸服。

枳壳：腹痛，同黄芩煎服。同甘草、白术丸服，令胎瘦易生也。

大枣：腹痛。烧研，小便服。

缩砂仁：行气止痛。胎气伤动，痛不可忍，炒研，酒服。子痫昏瞀，炒黑，酒下。

香附子：安胎顺气，为末，紫苏汤服，名铁罩散。恶阻，同藿香、甘草末，入盐汤服。

益智子：漏胎下血。同缩砂末，汤服。

大腹皮、榉皮、陈橘皮、藿香、木香、紫苏：并行气安胎。

芎䓖：损动胎气，酒服二钱。亦可验胎有无。

当归：妊娠伤动，或子死腹中，服此，未损即安，已损即下，同芎䓖末，水煎服。堕胎下血，同葱白煎服。

朱砂：上症，用末一钱，鸡子白三枚，和服，未死安，已死出。

葱白：下血抢心困笃。浓煎服，末死安，已死出。

阿胶：胎动下血。葱豉汤化服。葱、艾同煎服。

秦艽：同甘草、白胶、糯米，煎服。同阿胶、艾叶，煎服。

生地黄：捣汁，或末，或渍酒，或煮鸡子。

胎前

产　后

【补虚活血】

人参：血运，同紫苏、童尿，煎酒服。不语，同石菖蒲，煎服。发喘，苏木汤服末二钱。秘塞，同麻仁、枳壳，丸服。诸虚，同当归、猪肾煮食。

当归：血痛，同干姜末服。自汗，同黄芪、白芍药，煎服。

蒲黄：血运、血症、血烦、血痛、胞衣不下，并水服二钱。或煎服。

苏木：血运、血胀、血噤，及气喘欲死，并煎服。

黄芪：产后一切病。

杜仲：诸病。枣肉丸服。

泽兰：产后百病。根，作菜食。

益母草：熬膏，主胎前产后诸病。

地黄：酿酒，治产后百病。酒服，下恶血。

桃仁：煮酒。

薤白、何首乌：并主产后诸疾。

玄参、蜀椒、蚺蛇膏、蛏、淡菜、阿胶：并主产乳余疾。

羊肉：利产妇字乳余疾。腹痛虚弱，腹痛厥逆。同归、芍、甘草，水煎服。

产后

羊脂：上症。同地黄、姜汁，煎食。

狗头：产后血奔入四肢。煮食。

繁缕：破血，产妇宜食之。或酒炒，或绞汁，或醋糊丸服。

马齿苋：破血，止产后虚汗及血痢。

【血气痛】

丹参：破宿血，生新血。

三七：酒服。

芎䓖、三棱、莪茂、甘蕉根、玄胡索：酒服。

鸡冠花：煎酒。

大黄：醋丸。

虎杖：水煎。

赤小豆、羊蹄实、败酱、牛膝、红麴：擂酒。

生姜：水煎。

三岁陈枣核：烧。

山楂：水煎。

刘寄奴：煎或末。

【下血过多】

贯众：心腹痛。醋炙，研末服。

艾叶：血不止，同老姜煎服，立止。感寒腹痛，焙熨脐上。

紫菀：水服。

石菖蒲：煎酒。

楮木皮：煎水。

椿白皮、桑白皮：炙，煎水。

百草霜：同白芷末服。

乌毡皮：酒服。并止血。

鳝鱼：宜食。

凌霄花：并主产后恶漏淋沥。

旋覆花：同葱煎服。

紫背金盘：酒服。

小蓟：同益母草煎服。

代赭石：地黄汁和服。

松烟墨：煅研酒服。并主堕胎下血不止。

水部

本草纲目

李时珍曰：水者，坎之象也。其文横则为二，纵则为川。其体纯阴，其用纯阳。上则为雨露霜雪，下则为海河泉井。流、止、寒、温，气之所钟既异；甘、淡、咸、苦，味之所入不同。是以昔人分别九州水土，以辨人之美、恶、寿、夭。盖水为万化之源，土为万物之母。饮资于水，食资于土。饮食者，人之命脉也，而营卫赖之。故曰：水去则营竭，谷去则卫亡。然则水之性味，尤慎疾卫生者之所当潜心也。

雨 水

释名 〔时珍曰〕地气升为云，天气降为雨，故人之汗，以天地之雨名之。

【气味】咸，平，无毒。

立 春 雨 水

【主治】宜煎发散及补中益气药。（时珍）

【发明】〔时珍曰〕虞抟《医学正传》云：立春节雨水，其性始是春升生发之气，故可以煮中气不足、清气不升之药。古方，妇人无子，是日夫妇各饮一杯，还房有孕，亦取其资始发育万物之义也。

梅 雨 水

【主治】洗疮疥，灭瘢痕，入酱易熟。（藏器）

【发明】〔藏器曰〕江淮以南，地气卑湿，五月上旬连下旬尤甚。月令土润溽暑，是五月中气。过此节以后，皆须曝书画。梅雨沾衣，便腐黑。浣垢如灰汁，有异他水。但以梅叶汤洗之乃脱，余并不脱。

〔时珍曰〕梅雨或作霉雨，言其沾衣及物，皆生黑霉也。芒种后

雨水

逢壬为入梅，小暑后逢壬为出梅。又以三月为迎梅雨，五月为送梅雨。此皆湿热之气，郁遏熏蒸，酿为霏雨。人受其气则生病，物受其气则生霉，故此水不可造酒醋。其土润溽暑，乃六月中气，陈氏之说误矣。

夏 冰

《拾遗》

释名 凌（去声）。〔时珍曰〕冰者，太阴之精，水极似土，变柔为刚，所谓物极反兼化也。故字从水，从仌。

【气味】甘，冷，无毒。

【主治】去热烦，熨人乳石发热肿。（藏器）

解烦渴，消暑毒。（吴瑞）

伤寒阳毒，热盛昏迷者，以冰一块置于膻中，良。亦解烧酒毒。（时珍）

【发明】〔藏器曰〕夏暑盛热食冰，应与气候相反，便非宜人，诚恐入腹冷热相激，却致诸疾也。《食谱》云：凡夏用冰，止可隐映饮食，令气凉尔，不可食之。虽当时暂快，久皆成疾也。

〔时珍曰〕宋徽宗食冰太过，病脾疾，国医不效，召杨介诊之。介用大理中丸。上曰：服之屡矣。介曰：疾因食冰，臣因以冰煎此药，是治受病之原也。服之果愈。若此，可谓活机之士矣。

附方

灭瘢痕。以冻凌频熨之，良。（《千金方》）

甘 露

《拾遗》

释名 膏露、瑞露、天酒、神浆。〔时珍曰〕按《瑞应图》云：甘露，美露也。神灵之精，仁瑞之泽，其凝如脂，其甘如饴，故有甘、膏、酒、浆之名。《晋中兴书》云：王者敬养耆老，则降于松柏；尊贤容众，则降于竹苇。《列星图》云：天乳一星明润，则甘露降。以上诸说，皆瑞气所感者也。《吕氏春秋》云：水之美者，三危之露。和之美者，揭雪之露，其色紫。《拾遗记》云：昆仑之山有甘露，望之如丹，着草木则皎莹如雪。《山海经》云：诸沃之野，摇山之民，甘露是饮，不寿者八百岁。《一统志》云：雅州蒙山常有甘露。以上诸说，皆方域常产者也。杜镐言，甘露非瑞也，乃草木将枯，精华顿发于外，谓之雀饧，于理甚通。

【气味】甘，大寒，无毒。

【主治】食之润五脏，长年，不饥，神仙。（藏器）

甘露

热　汤

宋《嘉祐》

释名 百沸汤、麻沸汤、太和汤。

【气味】甘，平，无毒。

【主治】助阳气，行经络。（宗奭）

【发明】〔宗奭曰〕热汤能通经络，患风冷气痹人，以汤渫脚至膝上，厚覆取汗周身，然别有药，亦假汤气而行尔。四时暴泄痢，四肢冷，脐腹疼，深汤中坐，浸至腹上，频频作之，生阳佐药，无速于此。虚寒人始坐汤中必颤，仍常令人伺守之。

热汤

〔张从正曰〕凡伤寒、伤风、伤食、伤酒，初起无药，便饮太和汤碗许，或酸齑汁亦可，以手揉肚，觉恍惚，再饮再揉，至无所容，探吐，汗出则已。

〔时珍曰〕张仲景治心下痞，按之濡，关上脉浮，大黄黄连泻心汤，用麻沸汤煎之，取其气薄而泄虚热也。朱真人《灵验篇》云：有人患风疾数年，掘坑令坐坑内，解衣，以热汤淋之，良久以簟盖之，汗出而愈。此亦通经络之法也。时珍常推此意，治寒湿加艾煎汤，治风虚加五枝或五加煎汤淋洗，觉效更速也。

附方

初感风寒（头痛憎寒者）。用水七碗，烧锅令赤，投水于内，取起再烧再投，如此七次，名沸汤，乘热饮一碗，以衣被覆头取汗，神效。（《伤寒蕴要》）

忤恶卒死。铜器或瓦器盛热汤，隔衣熨其腹上，冷即易，立愈。（陈藏器《本草》）

盐 胆 水

《拾遗》

释名 卤水。〔藏器曰〕此乃盐初熟，槽中沥下黑汁也。〔时珍曰〕盐不沥水，则味苦不堪食。今人用此水，收豆腐。独孤滔云：盐胆煮四黄，焊物。

【气味】咸，苦，有大毒。

【主治】䘌蚀疥癣，瘘疾虫咬，及马牛为虫蚀，毒虫入肉生子。六畜饮一合，当时死，人亦然。凡疮有血者，不可涂之。（藏器）

痰厥不省，灌之取吐，良。（时珍）

腊 雪

宋《嘉祐》

释名 〔时珍曰〕按刘熙《释名》云：雪，洗也。洗除瘴疠虫蝗也。凡花五出，雪花六出，阴之成数也。冬至后第三戊为腊，腊前三雪，大宜菜麦，又杀虫蝗。腊雪密封阴处，数十年亦不坏；用水浸五谷种，则耐旱不生虫；洒几席间，则蝇自去；淹藏一切果食，不蛀蠹，岂非除虫蝗之验乎。

【气味】甘，冷，无毒。

【主治】解一切毒，治天行时气温疫，小儿热痫狂啼，大人丹石发动，酒后暴热，黄疸，仍小温服之。（藏器）

洗目，退赤。（张从正）

煎茶煮粥，解热止渴。（吴瑞）

宜煎伤寒火暍之药，抹痱亦良。（时珍）

腊雪

火部

本草纲目

李时珍曰：水火所以养民，而民赖以生者也。本草医方，皆知辨水而不知辨火，诚缺文哉。火者，南方之行，其文横则为二卦，直则为火字，炎上之象也。其气行于天，藏于地，而用于人。太古燧人氏上观下察，钻木取火，教民熟食，使无腹疾。周官司烜氏以燧取明火于日，鉴取明水于月，以供祭祀。司爟氏掌火之政令，四时变国火以救时疾。《曲礼》云：圣王用水火金木，饮食必时。则古先圣王之于火政，天人之间，用心亦切矣，而后世慢之何哉？

艾 火

【主治】灸百病。若灸诸风冷疾，入硫黄末少许，尤良。（时珍）

【发明】〔时珍曰〕凡灸艾火者，宜用阳燧、火珠承日，取太阳真火。其次则钻槐取火，为良。若急卒难备，即用真麻油灯，或蜡烛火，以艾茎烧点于炷，滋润灸疮，至愈不痛也。其夆金、击石、钻燧八木之火，皆不可用。邵子云：火无体，因物以为体，金石之火，烈于草木之火，是矣。八木者，松火难瘥，柏火伤神多汗，桑火伤肌肉，柘火伤气脉，枣火伤内吐血，橘火伤营卫经络，榆火伤骨失志，竹火伤筋损目也。《南齐书》载武帝时，有沙门从北齐赍赤火来，其火赤于常火而小，云以疗疾，贵贱争取之，灸至七炷，多得其验。吴兴杨道庆虚疾二十年，灸之即瘥。咸称为圣火，诏禁之不止。不知此火，何物之火也。

火 针

释名 燔针、焠针、烧针、煨针。〔时珍曰〕火针者，《素问》所谓燔针、焠针也，张仲景谓之烧针，川蜀人谓之煨针。其法：麻油满盏，以灯草二七茎点灯，将针频涂麻油，灯上烧令通赤用之。不赤或冷，则反损人，且不能去病也。其针须用火箸铁造之为佳。点穴墨记要明白，差则无功。

【主治】风寒筋急挛引痹痛，或瘫缓不仁者，针下疾出，急按孔穴则疼止，不按则疼甚。癥块结积冷病者，针下慢出，仍转动，以发出污浊。痈疽发背有脓无头者，针令脓溃，勿按孔穴。凡用火针，太深则伤经络，太浅则不能去病，要在消息得中。针后发热恶寒，此

为中病。凡面上及夏月湿热在两脚时，皆不可用此。（时珍）

【发明】〔时珍曰〕《素问》云：病在筋，调之筋，燔针劫刺其下，及筋急者。病在骨，调之骨，焠针药熨之。又《灵枢经》叙十二经筋所发诸痹痛，皆云治在燔针劫刺，以知为度，以痛为输。又云：经筋之病，寒则反折筋急，热则纵弛不收，阴痿不用。焠刺者，焠寒急也。纵缓不收者，无用燔针。观此，则燔针乃为筋寒而急者设，以热治寒，正治之法也。而后世以针积块，亦假火气以散寒涸，而发出污浊也。或又以治痈疽者，则是以从治之法，溃泄其毒气也。而昧者以治伤寒热病，则非矣。张仲景云：太阳伤寒，加温针必发惊。营气微者，加烧针则血流不行，更发热而烦躁。太阳病，下之，心下痞。表里俱虚，阴阳俱竭，复

加烧针，胸烦、面色青黄、肤润者，难治。此皆用针者不知往哲设针之理，而谬用以致害人也。又凡肝虚目昏多泪，或风赤，及生翳膜顽厚，或病后生白膜失明，或五脏虚劳风热，上冲于目生翳，并宜熨烙之法。盖气血得温则宣流，得寒则凝涩故也。其法用平头针如翳大小，烧赤，轻轻当翳中烙之，烙后翳破，即用除翳药敷点。

火针

炭　火

《纲目》

集解 〔时珍曰〕烧木为炭。木久则腐，而炭入土不腐者，木有生性，炭无生性也。葬家用炭，能使虫蚁不入，竹木之根自回，亦缘其无生性耳。古者冬至、夏至前二日，垂土炭于衡两端，轻重令匀，阴气至则土重，阳气至则炭重也。

【主治】栎炭火，宜煅炼一切金石药。烰炭火，宜烹煎焙炙百药丸散。（时珍）

白　炭

【主治】误吞金银铜铁在腹，烧红，急为末，煎汤呷之；甚者，刮末三钱，井水调服，未效再服。又解水银、轻粉毒。带火炭纳水底，能取水银出也。上立炭带之，辟邪恶鬼气。除夜立之户内，亦辟邪恶。（时珍）

炭火

附方

卒然咽噎。炭末蜜丸，含咽。（《千金方》）

白虎风痛（日夜走注，百节如啮）。炭灰五升，蚯蚓屎一升，红花七捻，和熬。以醋拌之，用故布包二包，更互熨痛处，取效。（《圣惠方》）

久近肠风（下血）。用羊胫紧炭三钱，枳壳（烧存性）五钱，为末。每服三钱，五更米饮下一服，天明再服，当日见效。忌油腻毒物。（《普济方》）

汤火灼疮。炭末，香油调涂。（《济急方》）

阴囊湿痒。麸炭、紫苏叶末，扑之。（《经验方》）

桑　柴　火

《纲目》

【主治】痈疽发背不起，瘀肉不腐，及阴疮瘰疬流注，臁疮顽疮，然火吹灭，日炙二次，未溃拔毒止痛，已溃补接阳气，去腐生肌。凡一切补药诸膏，宜此火煎之。但不可点艾，伤肌。（时珍）

【发明】〔震亨曰〕火以畅达拔引郁毒，此从治之法也。

〔时珍曰〕桑木能利关节，养津液。得火则拔引毒气，而祛逐风寒，所以能去腐生新。《抱朴子》云：一切仙药，不得桑煎不服。桑乃箕星之精，能助药力，除风寒痹诸痛，久服终身不患风疾故也。

〔藏器曰〕桑柴火炙蛇，则足见。

桑柴火

芦火、竹火

《纲目》

【主治】宜煎一切滋补药。（时珍）

【发明】〔时珍曰〕凡服汤药，虽品物专精，修治如法，而煎药者卤莽造次，水火不良，火候失度，则药亦无功。观夫茶味之美恶，饭味之甘馏，皆系于水火，烹饪之得失即可推矣。是以煎药须用小心老成人，以深罐密封，新水活火，先武后文，如法服之，未有不效者。火用陈芦、枯竹，取其不强，不损药力也。桑柴火取其能助药力，烰炭取其力慢，栎炭取其力紧。温养用糠及马屎、牛屎者，取其缓而能使药力匀遍也。

灯　火

《纲目》

【主治】小儿惊风、昏迷、搐搦、窜视诸病。又治头风胀痛，视头额太阳络脉盛处，以灯芯蘸麻油点灯焠之，良。外痔肿痛者，亦焠之。油能去风解毒，火能通经也。小儿初生，因冒寒气欲绝者，勿断脐，急烘絮包之，将胎衣烘热，用灯炷于脐下往来燎之，暖气入腹内，气回自苏。又烧铜匙柄熨烙眼弦内，去风退赤，甚妙。（时珍）

灯火

附方

小儿诸惊。仰向后者，灯火焠其囟门、两眉际之上下。眼翻不下者，焠其脐之上下。不省人事者，焠其手足心、心之上下。手拳不开、目往上者，焠其顶心、两手心。撮口出白沫者，焠其口上下、手足心。（《小儿惊风秘诀》）

百虫咬伤。以灯火熏之，出水妙。（《济急方》）

杨梅毒疮。方广《心法附余》：用铅汞结砂、银朱各二钱，白花蛇一钱，为末，作纸捻七条。初日用三条，自后日用一条，香油点灯于烘炉中，放被内盖卧，勿透风。须食饱口含椒茶，热则吐去，再含。神灯熏法：用银朱二钱，孩儿茶、龙挂香、皂角子各一钱，为末，以纸卷作灯芯大，长三寸，每用一条，安灯盏内，香油浸点，置水桶中，以被围坐，用鼻吸烟咽之。口含冷茶，热则吐去。日熏二次。三日后口中破皮，以陈酱水漱之。神灯照法：治杨梅疮，年久破烂坑陷者。用银朱、水粉、线香各三钱，乳香、没药各五分，片脑二分，为末，以纸卷作捻，浸油点灯照疮，日三次，七日见效。须先服通圣散数贴，临时口含椒茶，以防毒气入齿也。

土部

本草纲目

李时珍曰：土者，五行之主，坤之体也。具五色而以黄为正色，具五味而以甘为正味。是以《禹贡》辨九州之土色，《周官》辨十有二壤之土性。盖其为德，至柔而刚，至静有常，兼五行生万物而不与其能，坤之德其至矣哉。在人则脾胃应之，故诸土入药，皆取其裨助戊己之功。

蚯蚓泥

释名 蚓蝼、六一泥。

【气味】甘、酸，寒，无毒。

【主治】赤白久热痢，取一升炒烟尽，沃汁半升，滤净饮之。（藏器）

小儿阴囊忽虚热肿痛，以生甘草汁入轻粉末调涂之。以盐研敷疮，去热毒，及蛇犬伤。（《日华》）

敷狂犬伤，出犬毛，神效。（苏恭）

附方

伤寒谵语。蚯蚓屎，凉水调有服。（《简便方》）

小便不通。蚯蚓粪、朴硝等分，水和敷脐下，即通。（《皆效方》）

小儿吐乳。取田中地龙粪一两，研末，空心以米汤服半钱，不过二三服效。（《圣惠方》）

小儿卵肿。地龙粪，以薄荷汁和涂之。（危氏《得效方》）

妇人吹乳。用韭地中蚯蚓屎，研细筛过，米醋调，厚敷，干则换，三次即愈。凉水调亦可。（蔺氏《经验方》）

脚心肿痛（因久行久立致者）。以水和蚯蚓粪厚敷，一夕即愈。（《永类钤方》）

耳后月蚀。烧蚯蚓粪，猪脂和敷。（《子母秘录》）

聤耳出水（成疮）。蚯蚓粪为末敷之，并吹入。（《千金方》）

咽喉骨哽。五月五日午时韭畦中，面东勿语，取蚯蚓泥收之。每用少许，搽喉外，其骨自消，名六一泥。

蜈蚣螫伤。蚯蚓泥敷之，效。（《集效方》）

反胃转食。地龙粪一两，木香三钱，大黄七钱。为末，每服五钱，无根水调服，忌煎煿酒醋椒姜热物，一二服，其效如神。（邵真人《经验方》）

小儿头热（鼻塞不通）。湿地龙粪捻饼，贴囟上，日数易之。（《圣惠方》）

白 瓷 器

《唐本草》

集解 〔恭曰〕定州者良，余皆不如。〔时珍曰〕此以白土为坯，坯烧成者，古人以代白垩用，今饶州者亦良。

【气味】平，无毒。

【主治】妇人带下白崩，止呕吐，破血止血。水磨，涂疮灭瘢。（《唐本》）

研末，敷痈肿，可代针。又点目，去翳。（时珍）

白瓷器

附方

鼻衄不止。定州白瓷细末，吹少许，立止。（《经验方》）

吐血不止。上色白瓷器末二钱，皂荚子仁煎汤下，连服三服，即愈。（《圣济方》）

目生翳膜。用细料白瓷钟一个，大火煅过，研末，纸筛，加雄黄二分，为末。早晚各点少许，不可多用，牛角簪拨出翳膜为妙。若红，用人退末点四角即愈。（孙天仁《集效方》）

赤黑丹疥（或痒或燥，不急治，遍身即死）。白瓷末，猪脂和涂之。（《圣济录》）

古 砖

《拾遗》

【主治】哕气，水煮汁服之。久下白痢虚寒者，秋月小腹多冷者，并烧热，布裹坐之，令热气入腹，良。又治妇人五色带下，以面作煎饼七个，安于烧赤黄砖上，以黄瓜蒌敷面上，安布两重，令患者坐之，

令药气入腹熏之，当有虫出如蚕子，不过三五度瘥。（藏器）

附方

寒湿脚气。砖烧红，以陈臭米泔水淬之，乘热布包三块，用膝夹住，绵被覆之，三五次愈。（《扶寿方》）

赤眼肿痛。新砖浸粪池中，

古砖

年久取放阴处，生花刷下，入脑子和点之。（《普济方》）

石 碱

《补遗》

释名 灰碱、花碱。〔时珍曰〕状如石，类碱，故亦得碱名。

集解 〔时珍曰〕石碱，出山东济宁诸处。彼人采蒿蓼之属，开窖浸水，漉起晒干烧灰，以原水淋汁，每百引入粉面二三斤，久则凝淀如石，连汁货之四方，浣衣发面，甚获利也。他处以灶灰淋浓汁，亦去垢发面。

【气味】辛、苦，温，微毒。

【主治】去湿热，止心痛，消痰，磨积块，去食滞，洗涤垢腻，量虚实用，过服损人。（震亨）

杀齿虫，去目翳，治噎膈反胃，同石灰烂肌肉，溃痈疽瘰疬，去瘀血，点痣黡疣赘痔核，神效。（时珍）

附方

消积破气。石碱三钱，山查三两，阿魏五钱，半夏（皂荚水制过）一两，为末，以阿魏化醋煮糊丸服。（《摘玄方》）

一切目疾。白碱（拣去黑碎者），厚纸七层，包挂风处，四十九日取，研极细，日日点之。（《普济方》）

拳毛倒睫。用刀微划动，以药泥眼胞上，睫自起也。石碱一钱，石灰一钱，醋调涂之。（《摘玄方》）

墨

宋《开宝》

释名 乌金、陈玄、玄香、乌玉玦。〔时珍曰〕古者以黑土为墨，故字从黑土。许慎《说文》云：墨，烟煤所成，土之类也，故从黑土。刘熙《释名》云：墨者，晦也。

集解 〔时珍曰〕上墨，以松烟用梣皮汁解胶和造，或加香药等物。今人多以窑突中墨烟，再三以麻油入内，用火烧过造墨，谓之墨烟，墨光虽黑，而非松烟矣，用者详之。

墨

【气味】辛，温，无毒。

【主治】止血，生肌肤，合金疮，治产后血运，崩中卒下血，醋磨服之，又止血痢，及小儿客忤，捣筛温服之。又眯目物芒入目，点摩瞳子上。（《开宝》）

利小便，通月经，治痈肿。（时珍）

附方

吐血不止。金墨磨汁，同莱菔汁饮。或生地黄汁亦可。（《集简方》）

衄血不止（眩冒欲死）。浓墨汁滴入鼻中。（《梅师方》）

热病衄血（出数升者）。取好墨为末，鸡子白丸梧子大。用生地黄汁下一二十丸，少顷再服。仍以葱汁磨墨，滴入鼻内，即止。（《外台秘要》）

大小便血。好墨细末二钱，阿胶化汤调服。热多者尤相宜。（寇氏《本草衍义》）

卒淋不通。好墨（烧）一两，为末。每服一字，温水服之。（《普济方》）

崩中漏下（青黄赤白，使人无子）。好墨一钱，水服，日二服。（《肘后方》）

堕胎血溢（不止）。墨三两（火烧醋淬三次，出火毒），没药一两。为末，每服二钱，醋汤下。（《普济方》）

胞衣不出（痛引腰脊）。好墨，温酒服二钱。（《肘后方》）

锻灶灰

《别录》下品

集解 〔弘景曰〕此锻铁灶中灰尔，得铁力故也。

【主治】癥瘕坚积，去邪恶气。（《别录》）

附方

产后阴脱。铁炉中紫尘、羊脂，二味和匀，布裹炙热，熨推纳上。（徐氏《胎产方》）

金石部

本草纲目

李时珍曰：石者，气之核，土之骨也。大则为岩巉，细则为砂尘。其精为金为玉，其毒为礜为砒。气之凝也，则结而为丹青；气之化也，则液而为矾汞。其变也：或自柔而刚，乳卤成石是也；或自动而静，草木成石是也；飞走含灵之为石，自有情而之无情也；雷震星陨之为石，自无形而成有形也。大块资生，鸿钧炉鞴，金石虽若顽物，而造化无穷焉。身家攸赖，财剂卫养，金石虽曰死瑶，而利用无穷焉。是以《禹贡》《周官》列其土产，农经、轩典详其性功，亦良相、良医之所当注意者也。

青 琅玕

释名 石阑干、石珠、青珠。〔时珍曰〕琅玕，象其声也。可磲为珠，故得珠名。

集解 〔别录曰〕青琅玕生蜀郡平泽，采无时。

〔弘景曰〕此《蜀都赋》所称青珠、黄环者也。琅玕亦是昆仑山上树名，又《九真经》中大丹名。

〔藏器曰〕石阑干生大海底，高尺余，如树，有根茎，茎上有孔，如物点之。渔人以网罾得之，初从水出微红，后渐青。

〔时珍曰〕按许慎《说文》云：琅玕，石之似玉者。孔安国云：石之似珠者。《总龟》云：生南海石崖间，状如笋，质似玉。《玉册》云：生南海崖石内，自然感阴阳之气而成，似珠而赤。《列子》云：蓬莱之山，珠玕之树丛生。……在山为琅玕，在水为珊瑚，珊瑚亦有碧色者。今回回地方出一种青珠，与碧靛相似，恐是琅玕所作者也。《山海经》云：开明山北有珠树。《淮南子》云：曾城九重，有珠树在其西。珠树即琅玕也。

【气味】辛，平，无毒。

【主治】身痒，火疮痈疡，疥瘙死肌。（《本经》）

白秃，浸淫在皮肤中，煮炼服之，起阴气，可化为丹。（《别录》）

疗手足逆胪。（弘景）

石阑干主石淋、破血、产后恶血，磨服，或煮服，亦火烧投酒中服。（藏器）

珊 瑚

释名 钵摺娑福罗。

集解 〔恭曰〕珊瑚生南海，又从波斯国及师子国来。

〔颂曰〕今广州亦有，云生海底，作枝柯状，明润如红玉，中多有孔，亦有无孔者，枝柯多者更难得，采无时。谨按《海中经》云：取珊瑚，先作铁网沉水底，珊瑚贯中而生，岁高三二尺，有枝无叶，因绞网出之，皆摧折在网中，故难得完好者。不知今之取者果尔否？汉积翠池中，有珊瑚高一丈二尺，一本三柯，上有四百六十条，云是南越王赵佗所献，夜有光景。晋石崇家有珊瑚高六七尺。今并不闻有此高大者。

〔宗奭曰〕珊瑚有红油色者，细纵文可爱。有如铅丹色者，无纵文，为下品。入药用红油色者。波斯国海中有珊瑚洲，海人乘大舶堕铁网水底取之。珊瑚初生磐石上，白如菌，一岁而黄，三岁变赤，枝干交错，高三四尺。人没水以铁发其根，系网舶上，绞而出之，失时不取则腐蠹。

〔时珍曰〕珊瑚生海底，五七株成林，谓之珊瑚林。居水中直而软，见风日则曲而硬，变红色者为上，汉赵佗谓之火树是也。亦有黑色者，不佳，碧色者亦良。昔人谓碧者为青琅玕，俱可作珠。许慎《说文》云：珊瑚色赤，或生于海，或生于山。据此说，则生于海者为珊瑚，生于山者为琅玕，尤可征矣。

【气味】甘，平，无毒。

【主治】去目中翳，消宿血。为末吹鼻，止鼻衄。（《唐本》）

明目镇心，止惊痫。（《大明》）点眼，去飞丝。（时珍）

【发明】〔藏器曰〕珊瑚刺之，汁流如血，以金投之为丸，名金浆，以玉投之为玉髓，久服长生。

珊瑚

丹 砂

《本经》上品

释名 朱砂。〔时珍曰〕丹乃石名，其字从井中一点，象丹在井中之形，义出许慎《说文》。后人以丹为朱色之名，故呼朱砂。

集解 〔时珍曰〕丹砂以辰、锦者为最。麻阳即古锦州地。佳者为箭镞砂，结不实为肺砂，细者为末砂。色紫不染纸者为旧坑砂，为上品；色鲜染纸者为新坑砂，次之。

【气味】甘，微寒，无毒。

【主治】身体五脏百病，养精神，安魂魄，益气明目，杀精魅邪恶鬼。久服通神明不老。能化为汞。（《本经》）

通血脉，止烦满消渴，益精神，悦泽人面，除中恶腹痛，毒气疥瘘诸疮。轻身神仙。（《别录》）

【发明】〔时珍曰〕丹砂生于炎方，禀离火之气而成，体阳而性阴，故外显丹色而内含真汞。其气不热而寒，离中有阴也。其味不苦而甘，火中有土也。是以同远志、龙骨之类，则养心气；同当归、丹参之类，则养心血；同枸杞、地黄之类，则养肾；同厚朴、川椒之类，则养脾；同南星、川乌之类，则祛风。可以明目，可以安胎，可以解毒，可以发汗，随佐使而见功，无所往而不可。夏子益《奇疾方》云：凡人自觉本形作两人，并行并卧，不辨真假者，离魂病也。用辰砂、人参、茯苓，浓煎日饮，真者气爽，假者化也。《类编》云：钱丕少卿夜多噩梦，通宵不寐，自虑非吉。遇邓州推官胡用之曰：昔常如此。有道士教戴辰砂如箭镞者，涉旬即验，四五年不复有梦。因解髻中一绛囊遗之。即夕无梦，神魂安静。

道书谓丹砂辟恶安魂，观此二事可征矣。

〔颂曰〕郑康成注《周礼》，以丹砂、石胆、雄黄、礜石、磁石为五毒。古人唯以攻疮疡，而《本经》以丹砂为无毒，故多炼治服食，鲜有不为药患者，岂五毒之说胜乎？当以为戒。

〔宗奭曰〕朱砂镇养心神，但宜生使。若炼服，少有不作疾者。一医疾，服伏火者数粒，一旦大热，数夕而毙。沈存中云：表兄李善胜炼朱砂为丹，岁余，沐浴再入鼎，误遗一块。其徒丸服之，遂发懵冒，一夕而毙。夫生朱砂，初生小儿便可服；因火力所变，遂能杀人，不可不谨。

〔时珍曰〕叶石林《避暑录》载：林彦振、谢任伯皆服伏火丹砂，俱病脑疽死。张杲《医说》载：张悫服食丹砂，病中消数年，发鬓疽而死。皆可为服丹之戒。而周密《野语》载：临川周推官平生屡弱，多服丹砂、乌、附药，晚年发背疽。医悉归罪丹石，服解毒药不效。疡医老祝诊脉曰：此乃极阴证，正当多服伏火丹砂及三建汤。乃用小剂试之，复作大剂，三日后用膏敷贴，半月而疮平，凡服三建汤一百五十服。此又与前诸说异。盖人之脏腑禀受万殊，在智者辨其阴阳脉证，不以先人为主。非妙入精微者，不能企此。

丹砂

附方

明目轻身。去三尸，除疮癫。美酒五升，浸朱砂五两，五宿，日干研末，蜜丸小豆大。每服二十丸，白汤下，久服见效。（《卫生易简方》）

神注丹方。白茯苓四两（糯米酒煮，软竹刀切片，阴干为末），入朱砂末二钱，以乳香水打糊丸梧子大，朱砂末二钱为衣。阳日二丸，阴日一丸。要秘精，新汲水下；要逆气过精，温酒下。并空心。（王好古《医垒元戎》）

乌髭变白。小雌鸡二只，只与乌油麻一件同水饲之。放卵时，收取先放者打窍，以朱砂末填入糊定，同众卵抱出鸡取出，其药自然结实，研粉，蒸饼和丸绿豆大。每酒下五七丸。不唯变白，亦且愈疾。（张潞方）

小儿初生（六日，解胎毒，温肠胃，壮气血）。朱砂豆大，细研，蜜一枣大，调与吮之，一日令尽。（姚和众《至宝方》）

小儿惊热（夜卧多啼）。朱砂半两，牛黄一分，为末。每服一字，犀角磨水调下。（《普济方》）

惊忤不语（打扑惊忤，血入心窍，不能言语）。朱砂为末，以雄猪心血和，丸麻子大。每枣汤下七丸。（《直指方》）

产后癫狂（败血及邪气入心，如见祟物，颠狂）。用大辰砂一二钱，研细飞过，用饮儿乳汁三四茶匙调湿，以紫项地龙一条入药，滚三滚，刮净，去地龙不用，入无灰酒一盏，分作三四次服。（何氏方）

心虚遗精。猪心一个，批片相连，以飞过朱砂末掺入，线缚，白水煮熟食之。（唐瑶《经验方》）

男妇心痛。朱砂、明矾

（枯）等分，为末。沸汤调服。（《摘玄方》）

诸般吐血。朱砂、蛤粉等分，为末。酒服二钱。又方：丹砂半两，金箔四片，蚯蚓三条。同研，丸小豆大。每冷酒下二丸。（《圣济录》）

妊妇胎动。朱砂末一钱，和鸡子白三枚，搅匀顿服。胎死即出，未死即安。（《普济方》）

目生障翳。生辰砂一块，日擦之，自退。王居云病此，用之如故。（《普济方》）

目生胬肉（及珠管）。真丹、贝母等分，为末。点注，日三四度。（《肘后方》）

木蛭疮毒。南方多雨，有物曰木蛭，大类鼻涕，生于古木之上，闻人气则闪闪而动。人过其下，堕人体间，即立成疮，久则遍体。唯以朱砂、麝香涂之，即愈。（张杲《医说》）

雄黄

《本经》中品

释名 黄金石、石黄、熏黄。〔普曰〕雄黄生山之阳，是丹之雄，所以名雄黄也。

集解 〔《别录》曰〕雄黄生武都山谷、敦煌山之阳，采无时。

〔时珍曰〕武都水窟雄黄，北人以充丹砂，但研细色带黄耳。《丹房镜源》云：雄黄千年化为黄金。武都者上，西番次之。铁色者上，鸡冠次之。

【气味】苦，平、寒，有毒。

【主治】寒热，鼠瘘恶疮，疽痔死肌，杀精物恶鬼邪气百虫毒，胜五兵。炼食之，轻身神仙。（《本经》）

疗疥虫䘌疮，目痛，鼻中瘜肉，及绝筋破骨，百节中大风，积聚癖气，中恶腹痛鬼疰，杀诸蛇虺毒，解藜芦毒，悦泽人面。饵服之者，皆飞入脑中，胜鬼神，延年益寿，保中不饥。得铜可作金。（《别录》）

主疥癣风邪，癫痫岚瘴，一切虫兽伤。（《大明》）

搜肝气，泻肝风，消涎积。（好古）

治疟疾寒热，伏暑泄痢，酒饮

雄黄

成癖，惊痫，头风眩晕，化腹中瘀血，杀劳虫疳虫。（时珍）

【发明】〔权曰〕雄黄能杀百毒，辟百邪，杀蛊毒。人佩之，鬼神不敢近；入山林，虎狼伏；涉川水，毒物不敢伤。

〔《抱朴子》曰〕带雄黄入山林，即不畏蛇。若蛇中人，以少许敷之，登时愈。吴楚之地，暑湿郁蒸，多毒虫及射工、沙虱之类，但以雄黄、大蒜等分，合捣一丸佩之。或已中者，涂之亦良。

〔宗奭曰〕焚之，蛇皆远去。治蛇咬方，见五灵脂下。《唐书》云：甄立言究习方书，为太常丞。有尼年六十余，患心腹鼓胀，身体羸瘦，已二年。立言诊之，曰：腹内有虫，当是误食发而然。令饵雄黄一剂，须臾吐出一蛇，如拇指，无目，烧之犹有发气，乃愈。

又《明皇杂录》云：有黄门奉使交广回。太医周顾曰：此人腹中有蛟龙。上惊问黄门有疾否？曰：臣驰马大庾岭，热困且渴，遂饮涧水，竟腹中坚痞如石。周遂以消石、雄黄煮服之。立吐一物，长数寸，大如指，视之鳞甲皆具。此皆杀蛊毒之验也。

〔颂曰〕雄黄治疮疡尚矣。《周礼》：疡医，疗疡以五毒攻之。郑康成注云：今医方有五毒之药，作之，合黄堥，置石胆、丹砂、雄黄、礜石、磁石其中，烧之三日三夜，其烟上着，鸡羽扫取以注疮，恶肉破骨则尽出也。

〔时珍曰〕五毒药。范汪《东阳方》变为飞黄散，治缓疽恶疮，蚀恶肉。其法取瓦盆一个，安雌黄于中，丹砂居南。磁石居北，曾青居东，白石英居西，礜石居上，石膏次之，钟乳居下，雄黄覆之，云母布于下，各二两末。以一盆盖之，羊毛泥固济，作三隅灶，以陈苇烧一日，取其飞黄用之。夫雄黄乃治疮杀毒要药也，而入肝经气分，故肝风肝气、惊痫痰涎、头痛眩晕、暑疟泄痢、积聚诸病，用之有殊功。又能化血为水。而方士乃炼治服饵，神异其说，被其毒者多矣。按洪迈《夷坚志》云：虞雍公允文感暑痢，连月不瘥。忽梦至一处，见一人如仙官，延之坐。壁间有药方，其辞云：暑毒在脾，湿气连脚；不泄则痢，不痢则疟。独炼雄黄，蒸饼和药；别作治疗，医家大错。公依方。用雄黄水飞九度，竹筒盛，蒸七次，研末，蒸饼和丸梧子大。每甘草汤下七丸，日三服。果愈。

百斤之状乃愈，秘方也。（《集玄方》）

饮酒成癖。酒症丸：治饮酒过度，头旋恶心呕吐，及酒积停于胃间，遇饮即吐，久而成癖。雄黄（皂角子大）六个，巴豆（连皮油）十五个，蝎梢十五个。同研，入白面五两半，滴水丸豌豆大，将干，入麸内炒香。将一粒放水试之，浮则取起收之。每服二丸，温酒下。（《和剂局方》）

附方

小儿诸痫。雄黄、朱砂等分，为末。每服一钱，猪心血入齑水调下。（《直指方》）

骨蒸发热。雄黄末一两，入小便一升，研如粉。乃取黄理石一枚（方圆一尺者），炭火烧之三食顷，浓淋汁于石上。置薄毡于上，患人脱衣坐之，衣被围住，勿令泄气，三五度瘥。（《外台秘要》）

偏头风病。至灵散：用雄黄、细辛等分，为末。每以一字吹鼻，左痛吹右，右痛吹左。（《博济方》）

腹胁痞块。雄黄一两，白矾一两，为末。面糊调膏摊贴，即见功效。未效再贴，待大便数

小腹痛满（不得小便）。雄黄末，蜜丸，塞阴孔中。（《伤寒类要》）

阴肿如斗（痛不可忍）。雄黄、矾石各二两，甘草一尺，水五升，煮二升，浸之。（《肘后方》）

中饮食毒。雄黄、青黛等分，为末。每服二钱。新汲水下。（邓笔峰方）

中风舌强。正舌散：用雄黄、荆芥穗等分，为末。豆淋酒服二钱。（《卫生宝鉴》）

破伤中风。雄黄、白芷等分。为末。酒煎灌之，即苏。（邵真人《经验方》）

雌　黄

释名 〔时珍曰〕生山之阴，故曰雌黄。《土宿本草》云：阳气未足者为雌，已足者为雄，相距五百年而结为石。造化有夫妇之道，故曰雌雄。

集解 〔《别录》曰〕雌黄生武都山谷，与雄黄同山生。其阴山有金，金精熏则生雌黄。采无时。

〔弘景曰〕今雌黄出武都仇池者，谓之武都仇池黄，色小赤。出扶南林邑者，谓之昆仑黄，色如金，而似云母甲错，画家所重。既有雌雄之名，又同山之阴阳，合药便当以武都为胜。《仙经》无单服法，唯以合丹砂、雄黄飞炼为丹尔。金精是雌黄，铜精是空青，而服空青反胜于雌黄，其义难了。

〔时珍曰〕按独孤滔《丹房镜源》云：背阴者，雌黄也。淄成者，即黑色轻干，如焦锡块。臭黄作者，硬而无衣。试法：但于甲上磨之，上色者好。又烧熨斗底，以雌划之，如赤黄线一道者好。舶上来如噀血者上，湘南者次之，青者尤佳。叶子者为上，造化黄金非此不成。亦能柔五金，干汞，转硫黄，伏粉霜。又云：雄黄变铁，雌黄变锡。

【气味】辛，平，有毒。

【主治】恶疮头秃痂疥，杀毒虫虱身痒邪气诸毒。炼之久服，轻身增年不老。（《本经》）

蚀鼻内瘜肉，下部䘌疮，身面白驳，散皮肤死肌，及恍惚邪

雌黄

气，杀蜂蛇毒。久服令人脑满。（《别录》）

治冷痰劳嗽，血气虫积，心腹痛，癫痫，解毒。（时珍）

【发明】〔保昇曰〕雌黄法土，故色黄而主脾。

〔时珍曰〕雌黄、雄黄同产，但以山阳山阴受气不同分别。故服食家重雄黄，取其得纯阳之精也；雌黄则兼有阴气故尔。若夫治病，则二黄之功亦仿佛，大要皆取其温中、搜肝杀虫、解毒祛邪焉尔。

附方

反胃吐食。雌黄一分，甘草

生半分，为末，饭丸梧子大。以五叶草、糯米煎汤，每服四丸。（《圣济录》）

心痛吐水（不下饮食，发止不定）。雌黄二两，醋二斤，慢火煎成膏，用干蒸饼和丸梧子大，每服七丸，姜汤下。（《圣惠方》）

妇人久冷（血气攻心，痛不止）。以叶子雌黄二两，细研，醋一升，煎浓，和丸小豆大，每服十五丸，醋汤下。（《圣惠方》）

肾消尿数。干姜半两，以盐四钱（炒黄成颗），雌黄一两半。为末，蒸饼和丸绿豆大。每服十丸至三十丸，空心盐汤下。（《圣济录》）

石胆

《本经》上品

释名 胆矾、黑石、毕石、君石、铜勒、立制石。〔时珍曰〕胆以色味命名，俗因其似矾，呼为胆矾。

集解 〔《别录》曰〕石胆生秦州羌道山谷大石间，或羌里句青山。二月庚子、辛丑日采。其为石也，青色多白文，易破，状似空青。能化铁为铜，合成金银。

〔弘景曰〕《仙经》时用，俗方甚少，此药殆绝。今人时有采者，其色青绿，状如琉璃而有白文，易破折。梁州、信都无复有，俗乃以青色矾当之，殊无仿佛。

〔时珍曰〕石胆出蒲州山穴中，鸭觜色者为上，俗呼胆矾；出羌里者，色少黑次之；信州者又次之。此物乃生于石，其经煎炼者，即多伪也。但以火烧之成汁者，必伪也。涂于铁及铜上烧之红者，真也。又以铜器盛水，投少许入中，及不青碧，数日不异者，真也。《玉洞要诀》云：石胆，阳石也。出嵩岳及蒲州中条山。禀灵石异气，形如瑟瑟，其性流通，精感入石，能化五金，变化无穷。沈括《笔谈》载：铅山有苦泉，流为涧，挹水熬之，则成胆矾。所熬之釜，久亦化为铜也。此乃煎熬作伪，非真石胆也，不可入药。

【气味】酸、辛，寒，有毒。

【主治】目痛，金疮诸痫痓，女子阴蚀痛，石淋寒热，崩中下血，诸邪毒气，令人有子。炼饵服之，不老。久服，增寿神仙。（《本经》）

石胆

散癥积，咳逆上气，及鼠瘘恶疮。（《别录》）

治虫牙，鼻内息肉。（《大明》）

带下赤白，面黄，女子脏急。（苏恭）

入吐风痰药最快。（苏颂）

【发明】〔时珍曰〕石胆气寒，味酸而辛，入少阳胆经。其性收敛上行，能涌风热痰涎，发散风木相火，又能杀虫，故治咽喉口齿疮毒，有奇功也。周密《齐东野语》云：密过南浦，有老医授治喉痹极速垂死方，用真鸭觜胆矾末，醋调灌之，大吐胶痰数升，即瘥。临汀一老兵妻苦此，绝水粒三日矣，如法用之即瘥。屡用无不立验，神方也。

附方

老小风痰。胆矾末一钱（小儿一字），温醋汤调下，立吐出涎，便醒。（谭氏《小儿方》）

女人头晕（天地转动，名曰心眩，非血风也）。胆子矾一两，细研，用胡饼剂子一个，按平一指厚，以篦子勒成骰子，大块勿界断，于瓦上焙干。每服一骰子，为末，灯心竹茹汤调下。（许学士《本事方》）

喉痹喉风。二圣散：用鸭觜胆矾二钱半，白僵蚕（炒）五钱，研。每以少许吹之，吐涎。（《济生方》）

齿痛及落。研细石胆，以人乳和膏擦之，日三四次。止痛，复生齿，百日后复故乃止。每日以新汲水漱净。（王焘《外台秘要》）

口舌生疮（众疗不瘥）。胆矾半两，入银锅内火煅赤，出毒一夜，细研。每以少许敷之，吐出酸涎水，二三次瘥。（《胜金方》）

小儿鼻疳（蚀烂）。胆矾烧烟尽，研末。掺之，一二日愈。（《集简方》）

风眼赤烂。胆矾三钱，烧研，泡汤日洗。（《明目经

验方》)

风犬咬毒。胆矾末敷之，立愈。(《济急方》)

一切诸毒。胆子矾末，糯米糊丸鸡头子大，以朱砂为衣，仍以朱砂养之。冷水化一丸服，立愈。(《胜金方》)

腋下胡臭。胆矾半生半熟，入腻粉少许，为末。每用半钱，以自然姜汁调涂，十分热痛乃止。数日一用，以愈为度。(黎居士《简易方》)

赤白癜风。胆矾、牡蛎粉各半两，生研，醋调，摩之。(《圣济录》)

痔疮热肿。鸭觜青胆矾煅研，蜜水调敷，可以消脱。(《直指方》)

杨梅毒疮。醋调胆矾末搽之。痛甚者，加乳香、没药。出恶水，一二上即干。又方：胆矾、白矾、水银各三钱半，研不见星，入香油、津唾各少许，和匀。坐帐内，取药涂两足心，以两手心对足心摩擦，良久再涂再擦，尽即卧。汗出，或大便去垢，口出秽涎为验。每一次，强者用四钱，弱者二钱，连用三日。外服疏风散，并澡洗。(刘氏《经验方》)

石 膏

《本经》中品

释名 细理石、寒水石。〔时珍曰〕其文理细密，故名细理石。其性大寒如水，故名寒水石，与凝水石同名异物。

集解 〔《别录》曰〕石膏生齐山山谷及齐卢山、鲁蒙山，采无时。细理白泽者良，黄者令人淋。

〔弘景曰〕二郡之山，即青州、徐州也。今出钱塘县，皆在地中，雨后时时自出，取之如棋子，白澈最佳。彭城者亦好。近道多有而大块，用之不及彼也。《仙经》不须此。

〔恭曰〕石膏、方解石大体相似，而以未破为异。今市人皆以方解代石膏，未见有真石膏也。石膏生于石旁。其方解不因石而生，端然独处，大者如升，小者如拳，或在土中，或生溪水，其上皮随土及水苔色，破之方解，大者方尺。今人以此为石膏，疗风去热虽同，而解肌发汗不如真者。

石膏

〔《大明》曰〕石膏通亮，理如云母者上。又名方解石。

〔时珍曰〕石膏有软、硬二种。软石膏，大块生于石中，作层如压扁米糕形，每层厚数寸。硬石膏，作块而生，直理起棱，如马齿坚白，击之则段段横解，光亮如云母、白石英，有墙壁，烧之亦易散，仍硬不作粉。古法唯打碎如豆大，绢包入汤煮之。近人因其性寒，火煅过用，或糖拌炒过，则不妨脾胃。

【气味】辛，微寒，无毒。

【主治】中风寒热，心下逆气惊喘，口干舌焦，不能息，腹中坚痛，除邪鬼，产乳金疮。（《本经》）

除时气头痛身热，三焦大热，皮肤热，肠胃中结气，解肌发汗，止消渴烦逆，腹胀暴气，喘息咽热，亦可作浴汤。（《别录》）

治伤寒头痛如裂，壮热皮如火燥。和葱煎茶，去头痛。（甄权）

治天行热狂，头风旋，下乳，揩齿益齿。（《大明》）

除胃热肺热，散阴邪，缓脾益气。（李杲）

止阳明经头痛，发热恶寒，日晡潮热，大渴引饮，中暑潮热，牙痛。（元素）

附方

热盛喘嗽。石膏二两，甘草（炙）半两，为末。每服三钱，生姜、蜜调下。（《普济方》）

雀目夜昏（百治不效）。石膏末，每服一钱，猪肝一片薄批，掺药在上缠定，沙瓶煮熟，切食之，一日一服。（《明目方》）

小便卒数（非淋，令人瘦）。石膏半斤（捣碎），水一斗，煮五升。每服五合。（《肘后方》）

乳汁不下。石膏三两，水二升，煮三沸。三日饮尽，妙。（《子母秘录》）

食　盐

释名　鹾。〔时珍曰〕盐字像器中煎卤之形。《礼记》：盐曰咸鹾。《尔雅》云：天生曰卤，人生曰盐。许慎《说文》云：盐，咸也。东方谓之斥，西方谓之卤，河东谓之咸。黄帝之臣宿沙氏，初煮海水为盐。《本经》大盐，即今解池颗盐也。《别录》重出食盐，今并为一。方士呼盐为海砂。

集解　〔《别录》曰〕大盐出邯郸及河东池泽。

〔恭曰〕大盐即河东印盐也，人之常食者，形粗于食盐。

〔藏器曰〕四海之内何处无之，唯西南诸夷稍少，人皆烧竹及木盐当之。

〔时珍曰〕盐品甚多：海盐取海卤煎炼而成，今辽冀、山东、两淮、闽浙、广南所出是也。井盐取井卤煎炼而成，今四川、云南所出是也。池盐出河东安邑、西夏灵州，今唯解州种之。疏卤地为畦陇，而堑围之。引清水注入，久则色赤。待夏秋南风大起，则一夜结成，谓之盐南风。如南风不起，则盐失利。亦忌浊水�淀盐脉也。海丰、深州者，亦引海水入池晒成。并州、河北所出，皆硷盐也，刮取咸土，煎炼而成。阶、成、凤州所出，皆崖盐也，生于土崖之间，状如白矾，亦名生盐。此五种皆食盐也，上供国课，下济民用。海盐、井盐、硷盐三者出于人，池盐、崖盐二者出于天。

大　盐

【气味】甘、咸，寒，无毒。

【主治】肠胃结热喘逆，胸中病，令人吐。（《本经》）

伤寒寒热，吐胸中痰癖，止心腹卒痛，杀鬼蛊邪疰毒气，下部𥄮疮，坚肌骨。（《别录》）

除风邪，吐下恶物，杀虫，去皮肤风毒。调和脏腑，消宿物，令人壮健。（藏器）

助水脏，及霍乱心痛，金疮，明目，止风泪邪气，一切虫伤疮肿火灼疮，长肉补皮肤，通大小便，疗疝气，滋五味。（《大明》）

食盐

空心揩齿，吐水洗目，夜见小字。（甄权）

解毒，凉血润燥，定痛止痒，吐一切时气风热、痰饮关格诸病。（时珍）

【发明】〔弘景曰〕五味之中，唯此不可缺。西北方人食不耐咸，而多寿少病好颜色；东南方人食绝欲咸，而少寿多病，便是损人伤肺之效。然以浸鱼肉，则能经久不败，以沾布帛，则易致朽烂，所施各有所宜也。

〔宗奭曰〕《素问》云：咸走血。故东方食鱼盐之人多黑色，走血之验可知。病喘嗽人及水肿者，宜全禁之。北狄用以淹尸，取其不坏也。其烧剥金银熔汁作药，仍须解州大盐为佳。

〔时珍曰〕《洪范》：水曰润下作咸。《素问》曰：水生咸。此盐之根源也。夫水周流于天地之间，润下之性无所不在，其味作咸，凝结为盐，亦无所不在。在人则血脉应之。盐之气味咸腥，人之血亦咸腥。咸走血，血病无多食咸，多食则脉凝泣而变色，从其类也。煎盐者用皂角收之，故盐之味微辛。辛走肺，咸走肾。喘嗽水肿消渴者，盐为大忌。或引痰吐，或泣血

脉，或助水邪故也。然盐为百病之主，百病无不用之。故服补肾药用盐汤者，咸归肾，引药气入本脏也。补心药用炒盐者，心苦虚，以咸补之也。补脾药用炒盐者，虚则补其母，脾乃心之子也。治积聚结核用之者，咸能软坚也。诸痈疽眼目及血病用之者，咸走血也。诸风热病用之者，寒胜热也。大小便病用之者，咸能润下也。骨病齿病用之者，肾主骨，咸入骨也。吐药用之者，咸引水聚也。能收豆腐与此同义。诸蛊及虫伤用之者，取其解毒也。

附方

中恶心痛（或连腰脐）。盐和鸡子大，青布裹，烧赤，纳酒中，顿服。当吐恶物，愈。（甄权《药性论》）

中风腹痛。盐半斤，熬水干，着口中，饮热汤二斤，得吐，愈。（《肘后方》）

脱阳虚证。四肢厥冷，不省人事，或小腹紧痛，冷汗气喘。炒盐熨脐下气海，取暖。（《救急方》）

心腹胀坚（痛闷欲死）。盐五合，水一升，煎服。吐下即

定，不吐更服。（《梅师方》）

腹胀气满。黑盐，酒服六铢。（《后魏书》）

酒肉过多（胀满不快）。用盐花搽牙，温水漱下二三次，即如汤沃雪也。（《简便方》）

脚气疼痛。每夜用盐擦腿膝至足甲，淹少时，以热汤泡洗。有一人病此，曾用，验。（《救急方》）

胸中痰饮。伤寒热病疟疾须吐者，并以盐汤吐之。（《外台秘要》）

小便不通。湿纸包白盐，烧过，吹少许入尿孔中，立通。（《普济方》）

漏精白浊。雪白盐一两（并

筑紧固济，煅一日，出火毒），白茯苓、山药各一两。为末，枣肉和蜜丸梧子大。每枣汤下三十丸。盖甘以济咸，脾肾两得也。（《直指方》）

饮酒不醉。凡饮酒，先食盐一匕，则后饮必倍。（《肘后方》）

风热牙痛。槐枝煎浓汤二碗，入盐一斤，煮干炒研，日用揩牙，以水洗目。（唐瑶《经验方》）

齿疼出血。每夜盐末厚封龈上，有汁沥尽乃卧。其汁出时，叩齿勿住。不过十夜，疼血皆止。忌猪、鱼、油菜等。极验。（《肘后方》）

朴　硝

《本经》上品

释名　硝石朴、盐硝、皮硝。〔志曰〕硝是本体之名，石乃坚白之号，朴者未化之义也。以其芒硝、英硝皆从此出，故曰硝石朴也。

集解　〔时珍曰〕硝有三品：生西蜀者，俗呼川消，最胜；生河东者，俗呼盐消，次之；生河北、青、齐者，俗呼土消。皆生于斥卤之地，彼人刮扫煎汁，经宿结成，状如末盐，犹有沙土猥杂，其色黄白，故《别录》云：朴硝黄者伤人，赤者杀人。须再以水煎化，澄去滓脚，入萝卜数枚同煮熟，去萝卜倾入盆中，经宿则结成白硝，如冰如蜡，故俗呼为盆消。

【气味】苦，寒，无毒。

【主治】百病，除寒热邪气，逐六腑积聚，结固留癖。能化七十二种石。炼饵服之，轻身神仙。（《本经》）

胃中食饮热结，破留血闭绝，停痰痞满，推陈致新。（《别录》）

疗热胀，养胃消谷。（皇甫谧）

治腹胀，大小便不通。女子月候不通。（甄权）

通泄五脏百病及癥结，治天行热疾，头痛，消肿毒，排脓，润毛发。（《大明》）

芒硝

《别录》

【气味】辛、苦，大寒，无毒。

【主治】五脏积聚，久热胃闭，除邪气，破留血，腹中痰实结搏，通经脉，利大小便及月水，破五淋，推陈致新。（《别录》）

下瘰疬黄疸病，时疾壅热，能散恶血，堕胎。敷漆疮。（甄权）

朴硝

马牙硝

宋《嘉祐》

【气味】甘，大寒，无毒。

【主治】除五脏积热伏气。（甄权）

末筛点眼赤，去赤肿障翳涩泪痛，亦入点眼药中用。（《大明》）

功同芒硝。（时珍）

【发明】〔时珍曰〕朴硝澄下，消之粗者也，其质重浊。芒硝、牙硝结于上，消之精者也，其质清明。甜硝、风化硝，则又芒硝、牙硝之去气味而甘缓轻爽者也。故朴硝止可施于卤莽之人，及敷涂之药；若汤散服饵，必须芒硝、牙硝为佳。张仲景《伤寒论》只用芒硝，不用朴硝，正此义也。

附方

骨蒸热病。芒硝末，水服方寸匕，日二服，神良。（《千金方》）

食物过饱（不消，遂成痞膈）。马牙硝一两，吴茱萸半斤，煎汁投硝，乘热服之。良久未转，更进一服，立效。窦群在常州，此方得效也。（《经验方》）

关格不通（大小便闭，胀

欲死，两三日则杀人）。芒硝三两，泡汤一升服，取吐即通。（《百一方》）

小便不通。白花散：用芒硝三钱，茴香酒下。（《简要济众方》）

赤眼肿痛。朴硝置豆腐上蒸化，取汁收点。（《简便方》）

风眼赤烂。明净皮硝一盏，水二碗煎化，露一夜，滤净澄清。朝夕洗目。三日其红即消，虽半世者亦愈也。（杨诚《经验方》）

诸眼障翳。牙硝十两，汤泡汁，厚纸滤过，瓦器熬干，置地上一夜，入飞炒黄丹一两，麝香半分，再罗过，入脑子。日点。（《济急仙方》）

牙齿疼痛。皂荚浓浆，同朴硝煎化，淋于石上，待成霜。擦之。（《普济方》）

蓬 砂

《日华》

［释名］ 鹏砂、盆砂。〔时珍曰〕名义未解。一作硼砂。或云：炼出盆中结成，为之盆砂，如盆消之义也。

［集解］ 〔时珍曰〕硼砂生西南番，有黄白二种。西者白如明矾，南者黄如桃胶，皆是炼结成，如碙砂之类。西者柔物去垢，杀五金，与消石同功，与砒石相得也。

【气味】苦、辛，暖，无毒。

【主治】消痰止嗽，破癥结喉痹。（《大明》）

上焦痰热，生津液，去口气，消障翳，除噎膈反胃，积块结瘀肉，阴㿗骨哽，恶疮及口齿诸病。（时珍）

【发明】〔颂曰〕今医家用硼砂治咽喉，最为要切。

蓬砂

〔宗奭曰〕含化咽津，治喉中肿痛，膈上痰热，初觉便治，不能成喉痹，亦缓取效可也。

〔时珍曰〕硼砂，味甘微咸而气凉，色白而质轻，故能去胸膈上焦之热。《素问》云：热淫于内，治以咸寒，以甘缓之，是也。其性能柔五金而去垢腻，故治噎膈积聚、骨哽结核、恶肉阴癀用之者，取其柔物也；治痰热、眼目障翳用之者，取其去垢也。洪迈《夷坚志》云：鄱阳汪友良，因食误吞一骨，哽于咽中，百计不下。恍惚梦一朱衣人曰：唯南蓬砂最妙。遂取一块含化咽汁，脱然而失。此软坚之征也。《日华》言其苦辛暖，误矣。

附方

鼻血不止。硼砂一钱，水服立止。（《集简方》）

咽喉谷贼（肿痛）。蓬砂、牙消等分，为末，蜜和半钱，含咽。（《直指方》）

麦饭石

宋《图经》

■**释名**　〔时珍曰〕象形。

■**集解**　〔时珍曰〕李迅云：麦饭石处处山溪中有之。其石大小不等，或如拳，或如鹅卵，或如盏，或如饼，大略状如握聚一团麦饭，有粒点如豆如米，其色黄白。

【气味】甘，温，无毒。

【主治】一切痈疽发背。（时珍）

【发明】〔颂曰〕大凡石类多主痈疽。世传麦饭石膏，治发背疮甚效，乃中岳山人吕子华秘方。裴员外咯之以名第，河南尹胁之以重刑，吕宁绝荣望，守死不传其方。取此

麦饭石

石碎如棋子，炭火烧赤，投米醋浸之，如此十次，研末筛细，入乳钵内，用数人更碾五七日，要细腻如面，四两。鹿角一具，要生取连脑骨者，其自脱者不堪用，每二三

寸截之，炭火烧令烟尽即止，为末研细，二两。白敛生研末，二两。用三年米醋入银石器内，煎令鱼目沸，旋旋入药在内，竹杖子不住搅，熬一二时久，稀稠得所，倾在盆内，待冷以纸盖收，勿令尘入。用时，以鹅翎拂膏，于肿上四围赤处尽涂之，中留钱大泄气。如未有脓即内消，已作头即撮小，已溃即排脓如湍水。若病久肌肉烂落，见出筋骨者，即涂细布上贴之，干即易，逐日疮口收敛。但中隔不穴者，即无不瘥。已溃者，用时先以猪蹄汤洗去脓血，故帛挹干，乃用药。其疮切忌手触动，嫩肉仍不可以口气吹风，及腋气、月经、有孕人见之，合药亦忌此等。初时一日一洗一换，十日后二日一换。此药要极细，方有效；若不细，涂之即极痛也。此方孙真人《千金月令》已有之，但不及此详悉耳。

石硫黄

释名 硫黄、黄硇砂、黄牙、阳候、将军。〔时珍曰〕硫黄，秉纯阳火石之精气而结成，性质通流，色赋中黄，故名硫黄。含其猛毒，为七十二石之将，故药品中号为将军。外家谓之阳候，亦曰黄牙，又曰黄硇砂。

集解 〔时珍曰〕凡产石硫黄之处，必有温泉，作硫黄气。《庚辛玉册》云：硫黄有二种：石硫黄，生南海琉球山中；土硫黄，生于广南。以嚼之无声者为佳，舶上倭硫黄亦佳。今人用配消石作烽燧烟火，为军中要物。

【气味】酸，温，有毒。

【主治】妇人阴蚀，疽痔恶血，坚筋骨，除头秃。能化金银铜铁奇物。（《本经》）

疗心腹积聚，邪气冷癖在胁，咳逆上气，脚冷疼弱无力，及鼻衄，恶疮，下部䘌疮，止血，杀疥虫。（《别录》）

治妇人血结。（吴普）

下气，治腰肾久冷，除冷风顽痹，寒热。生用治疥癣，炼服主虚损泄精。（甄权）

壮阳道，补筋骨劳损，风劳气，止嗽，杀脏虫邪魅。（《大明》）

长肌肤，益气力，老人风秘，并宜炼服。（李珣）

主虚寒久痢，滑泄霍乱，补命门不足，阳气暴绝，阴毒伤寒，小儿慢惊。（时珍）

【发明】〔弘景曰〕俗方用治脚弱及痼冷甚效。《仙经》颇用之，所化奇物，并是黄白术及合丹法。

〔颂曰〕古方未有服饵硫黄者。《本经》所用，止于治疮蚀、攻积聚、冷气脚弱等，而近世遂火炼治为常服丸散。观其治炼服食之法，殊无本源，非若乳石之有论议节度。故服之其效虽紧，而其患更速，可不戒之？土硫黄辛热腥臭，止可治疥杀虫，不可服。

〔宗奭曰〕今人治下元虚冷，元气将绝，久患寒泄，脾胃虚弱，垂命欲尽，服之无不效。中病当便已，不可尽剂。世人盖知用而为福，而不知其为祸，此物损益兼行故也。如病势危急，可加丸数服，少则不效，仍加附子、干姜、桂。

〔好古曰〕如太白丹、来复丹，皆用硫黄佐以消石，至阳佐以至阴，与仲景白通汤佐以人尿、猪胆汁大意相同。所以治内伤生冷、外冒暑热、霍乱诸病，能去格拒之寒，兼有伏阳，不得不尔。如无伏阳，只是阴证，更不必以阴药佐之。何也？硫黄亦号将军，功能破邪归正，返滞还清，挺出阳精，消阴化魄。

〔时珍曰〕硫黄秉纯阳之精，赋大热之性，能补命门真火不足，且其性虽热而疏利大肠，又与躁涩者不同，盖亦救危妙药也。但炼制久服，则有偏胜之害。况服食者，又皆假此纵欲，自速其咎，于药何责焉？按孙升《谈圃》云：硫黄，神仙药也。每岁三伏日饵百粒，去脏腑积滞有验。但硫黄伏生于石下，阳气溶液凝结而就，其性大热，火炼服之，多发背疽。方勺《泊宅编》云：金液丹，乃硫黄炼成，纯阳之物，有痼冷者所宜。今夏至人多服之，反为大患。韩退之作文戒服食，而晚年服硫黄而死，可不戒乎？夏英公有冷病，服硫黄、钟乳，莫之纪极，竟以寿终，此其禀受与人异也。洪迈《夷坚志》云：唐与正亦知医，能以意治疾。吴巡检病不得溲，卧则微通，立则不能涓滴，遍用通利药不效。唐问其平日自制黑锡丹常服，因悟曰：此必结砂时，硫飞去，铅不死。铅砂入膀胱，卧则偏重，犹可溲；立则正塞水道，故不通。取金

石硫黄

液丹三百粒，分为十服，煎瞿麦汤下。铅得硫气则化，累累水道下，病遂愈。硫之化铅，载在经方，苟无通变，岂能臻妙？《类编》云：仁和县一吏，早衰齿落不已。一道人令以生硫黄入猪脏中煮熟捣丸，或入蒸饼丸梧子大，随意服之。饮啖倍常，步履轻捷，年逾九十，犹康健。后醉食牛血，遂洞泄如金水，尪悴而死。内医官管范云：猪肪能制硫黄，此用猪脏尤妙。王枢使亦常服之。

附方

硫黄杯。此杯配合造化，调理阴阳，夺天地冲和之气，乃水火既济之方。不冷不热，不缓不急，有延年却老之功，脱胎换骨之妙。大能清上实下，升降阴阳。通九窍，杀九虫，除梦泄，悦容颜，解头风，开胸膈，化痰涎，明耳目，润肌肤，添精髓。蠲疝坠。又治妇人血海枯寒、赤白带下。其法用瓷碗以胡桃擦过，用无砂石硫黄生熔成汁，入明矾少许，则尘垢悉浮，以杖掠去，绵滤过，再入碗熔化，倾入杯内，荡成杯，取出，埋土中一夜，木贼打光用之。欲红入朱砂，欲青则入葡萄，研匀同煮成。每用热酒二杯，清早空心温服，则百病皆除，无出此方也。（《惠民和剂局方》）

阴证伤寒（极冷，厥逆烦躁，腹痛无脉，危甚者）。舶上硫黄为末，艾汤服三钱，就得睡汗出而愈。（《本事方》）

元脏冷泄（腹痛虚极）。硫黄一两，黄蜡化丸梧子大。每服五丸，新汲水下。一加青盐二钱，蒸饼和丸，酒下。（《普济方》）

伤暑吐泻。硫黄、滑石等分，为末。每服一钱，米饮下，即止。（《救急良方》）

下痢虚寒。硫黄半两，蓖麻仁七个，为末。填脐中，以衣隔，热汤熨之，止乃已。（《仁

存方》）

肾虚头痛。《圣惠方》：用硫黄一两，胡粉为末，饭丸梧子大。痛时冷水服五丸，即止。《本事方》：用硫黄末、食盐等分，水调生面糊丸梧子大。每薄荷茶下五丸。《普济方》：用生硫黄六钱，乌药四钱，为末，蒸饼丸梧子大。每服三五丸，食后茶清下。

小儿口疮（糜烂）。生硫黄水调，涂手心、足心。效即洗去。（危氏《得效方》）

耳卒聋闭。硫黄、雄黄等分，研末。绵裹塞耳，数日即闻人语也。（《千金方》）

诸疮胬肉（如蛇出数寸）。硫黄末一两，肉上薄之，即缩。

（《圣惠方》）

痈疽不合。石硫黄粉，以箸蘸插入孔中，以瘥为度。（《外台秘要》）

一切恶疮。真君妙神散：用好硫黄三两，荞麦粉二两，为末，井水和捏作小饼，日干收之。临用细研，新汲水调敷之。痛者即不痛，不痛则即痛而愈。（《坦仙皆效方》）

疠风有虫。硫黄末酒调少许，饮汁。或加大风子油更好。（《直指方》）

小儿夜啼。硫黄二钱半，铅丹二两，研匀，瓶固煅过，埋土中七日取出，饭丸黍米大。每服二丸，冷水下。（《普济方》）

矾 石

《本经》上品

■ **释名** 涅石、羽涅、羽泽。煅枯者名巴石，轻白者名柳絮矾。〔时珍曰〕矾者，燔也，燔石而成也。《山海经》云：女床之山，其阴多涅石。郭璞注云：矾石也，楚人名涅石，秦人名为羽涅。

■ **集解** 〔《别录》曰〕矾石生河西山谷及陇西武都、石门，采无时。能使铁为铜。

〔时珍曰〕矾石析而辨之，不止于五种也。白矾，方士谓之白君，出晋地者上，青州、吴中者次之。洁白者为雪矾；光明者为明矾，亦名云母矾；文如束针，状如粉扑者，为波斯白矾，并入药为良。黑矾，铅矾也，出晋地，其状如黑泥者，为昆仑矾；其状如赤石脂有金星者，为铁矾；其状如紫石英，火引之成金线，画刀上即紫赤色者，为波斯紫矾，并不入服饵药，唯丹灶及疮家用之。

【气味】酸，寒，无毒。

【主治】寒热，泄痢白沃，阴蚀恶疮，目痛，坚骨齿。炼饵服之，轻身不老增年。（《本经》）

除风去热，消痰止渴，暖水脏，治中风失音。和桃仁、葱汤浴，可出汗。（《大明》）

生含咽津，治急喉痹。疗鼻衄蜓鼻鼠漏，瘰疬疥癣。（甄权）

枯矾贴嵌甲，牙缝中血出如衄。（宗奭）

吐下痰涎饮澼，燥湿解毒，追涎，止血定痛，蚀恶肉，生好肉，治痈疽疔肿恶疮，癫痫疸疾，通大小便，口齿眼目诸病，虎犬蛇蝎百虫伤。（时珍）

波斯白矾

《海药》

【气味】酸、涩，温，无毒。

【主治】赤白漏下阴蚀，泄痢疮疥，解一切虫蛇等毒，去目赤暴肿齿痛，火炼之良。（李珣）

柳絮矾

《嘉祐》

【气味】同矾石。

【主治】消痰止渴，润心肺。（《大明》）

矾石

附方

中风痰厥（四肢不收，气闭膈塞者）。白矾一两，牙皂角五钱，为末。每服一钱，温水调下，吐痰为度。（陈师古方）

风痰痫病。化痰丸：生白矾一两，细茶五钱，为末，炼蜜丸如梧子大。一岁十丸，茶汤下；大人，五十丸。久服痰自大便中出，断病根。（邓笔峰《杂兴》）

小儿胎寒（躯啼发痫）。白矾煅半日，枣肉丸黍米大。每乳下一丸，愈乃止，去痰良。（《保幼大全》）

牙关紧急（不开者）。白矾、盐花等分搽之，涎出自开。（《集简方》）

走马喉痹。用生白矾末涂于绵针上，按于喉中，立破。绵针者，用榆条，上以绵缠作枣大也。（《儒门事亲》方）

牙齿肿痛。白矾一两，烧灰，大露蜂房一两（微炙）。每用二钱，水煎含漱去涎。（《简要济众方》）

风热喉痛。白矾半斤，研末化水，新砖一片，浸透取晒，又浸又晒，至水干，入粪厕中浸一月，取洗，安阴处，待霜出扫收。每服半钱，水下。（《普济方》）

齿龈血出（不止）。矾石一两烧，水三升，煮一升，含漱。（《千金方》）

小儿舌疮（饮乳不得）。白矾和鸡子置醋中，涂儿足底，二七日愈。（《千金方》）

鼻中瘜肉。《千金》：用矾烧末，猪脂和绵裹塞之。数日瘜肉随药出。

眉毛脱落。白矾十两烧研，蒸饼丸梧子大。每空心温水下七丸，日加一丸，至四十九日减一丸，周而复始，以愈为度。（《圣惠方》）

折伤止痛。白矾末一匙，泡汤一碗，帕蘸，乘热熨伤处。少时痛止，然后排整筋骨，点药。（《灵苑方》）

腋下胡臭。矾石绢袋盛之，常粉腋下，甚妙。（许尧臣方）

方 解 石

《别录》下品

释名 黄石。〔志曰〕敲破，块块方解，故以为名。

集解 〔《别录》曰〕方解石生方山，采无时。

〔弘景曰〕《本经》长石一名方石，疗体相似，疑即此也。

〔恭曰〕此物大体与石膏相似，不附石而生，端然独处。大者如升，小者如拳，甚

大者方尺，或在土中，或生溪水，其上皮随土及水苔色，破之方解。今人以为石膏，用疗风去热虽同，而解肌发汗不及也。

〔志曰〕今沙州大鸟山出者，佳。

〔颂曰〕方解石，《本草》言生方山，陶隐居疑与长石为一物，苏恭云疗热不减石

膏。若然，似可通用，但主头风不及石膏也。其肌理、形段刚柔皆同，但以附石不附石为言，岂得功力顿异？如雌黄、雄黄亦有端然独处者，亦有附石生者，不闻别有名号，功力相异也。

〔时珍曰〕方解石与硬石膏相似，皆光洁如白石英，但以敲之段段片碎者，为硬石膏；块块方棱者，为方解石，盖一类二种，亦可通用。唐宋诸方皆以此为石膏，今人又以为寒水石，虽俱不是，而其性寒治热之功，大抵不相远，唯解肌发汗不能如硬石膏为异尔。

【气味】苦、辛，大寒，无毒。

【主治】胸中留热结气，黄疸，通血脉，去蛊毒。(《别录》)

方解石

石钟乳

《本经》上品

■释名 公乳、虚中、芦石、鹅管石、夏石、黄石砂。〔时珍曰〕石之津气，钟聚成乳，滴溜成石，故名石钟乳。芦与鹅管，像其空中之状也。

■集解 〔《别录》曰〕石钟乳生少室山谷及太山，采无时。

〔普曰〕生太山山谷阴处岸下，溜汁所成，如乳汁，黄白色，空中相通，二月、三月采，阴干。

〔时珍曰〕按：范成大《桂海志》所说甚详明。云桂林接宜、融山洞穴中，钟乳甚多。仰视石脉涌起处，即有乳床，白如玉雪，石液融结成者。乳床下垂，如倒数峰小山，峰端渐锐且长如冰柱，柱端轻薄中空如鹅翎。乳水滴沥不已，且滴且凝，此乳之最精者，以竹管仰承取之。炼治家又以鹅管之端，尤轻明如云母爪甲者为胜。

【气味】甘，温，无毒。

【主治】咳逆上气，明目益精，安五脏，通百节，利九窍，下乳汁。(《本经》)

益气，补虚损，疗脚弱疼冷，下焦伤竭，强阴。久服延年益寿，好颜色，不老，令人有子。不炼服之，令人淋。(《别录》)

主泄精寒嗽，壮元气，益阳事，通声。(甄权)

补五劳七伤。(大明)

补髓，治消渴引饮。（青霞子）

【发明】〔时珍曰〕石钟乳乃阳明经气分药也，其气慓疾，令阳气暴充，饮食倍进，而形体壮盛。昧者得此自庆，益肆淫泆，精气暗损，石气独存，孤阳愈炽。久之营卫不从，发为淋渴，变为痈疽，是果乳石之过耶？抑人之自取耶？凡人阳明气衰，用此合诸药以救其衰，疾平则止，夫何不可？五谷五肉久嗜不已，犹有偏绝之弊，况石药乎？《种树书》云：凡果树，作穴纳钟乳末少许固密，则子多而味美。纳少许于老树根皮间，则树复茂。信然，则钟乳益气、令人有子之说，亦可类推。但恐嗜欲者未获其福，而先受其祸也。然有禀赋异常之人，又不可执一而论。

石钟乳

附方

钟乳酒。安五脏，通百节，利九窍，主风虚，补下膲，益精明目。钟乳（炼成粉）五两，以夹练袋盛之，清酒六升，瓶封，汤内煮减三之二，取出添满，封七日，日饮三合。忌房事、葱、豉、生食、硬食。（《外台秘要》）

钟乳丸。治丈夫衰老，阳绝肢冷，少气减食，腰疼脚痹，下气消食，和中长肌。钟乳粉二两，菟丝子（酒浸、焙）、石斛各一两，吴茱萸（汤泡七次，炒）半两，为末，炼蜜和丸梧子大。每服七丸，空心温酒或米汤下，日二服。服讫行数百步，觉胸口热，稍定即食干饭豆酱。忌食粗臭恶食，及闻尸秽等气。初服七日，勿为阳事，过七日乃可行，不宜伤多。服过半剂，觉有功，乃续服。此曹公卓方也。（《和剂局方》）

一切劳嗽（胸膈痞满）。焚香透膈散：用鹅管石、雄黄、佛耳草、款冬花等分，为末。每用一钱，安香炉上焚之，以筒吸烟入喉中，日二次。（《宣明方》）

肺虚喘急（连绵不息）。生钟乳粉（光明者）五钱，蜡三两化和，饭甑内蒸熟，研丸梧

子大。每温水下一丸。(《圣济录》)

吐血损肺。炼成钟乳粉，每服二钱，糯米汤下，立止。(《十便良方》)

大肠冷滑（不止）。钟乳粉一两，肉豆蔻（煨）半两，为末，煮枣肉丸梧子大。每服七十丸，空心米饮下。(《济生方》)

乳汁不通。气少血衰，脉涩不行，故乳少也。炼成钟乳粉二钱，浓煎漏芦汤调下。或与通草等分为末，米饮服方寸匕，日三次。(《千金方》)

石 灰

《本经》下品

释名 石垩、垩灰、希灰、锻石、白虎、矿灰。

集解 〔《别录》曰〕石灰生中山川谷。

〔弘景曰〕近山生石，青白色，作灶烧竟，以水沃之，即热蒸而解。俗名石垩。

〔颂曰〕所在近山处皆有之，烧青石为灰也。又名石锻。有风化、水化二种：风化者，取锻了石置风中自解，此为有力；水化者，以水沃之，热蒸而解，其力差劣。

〔时珍曰〕今人作窑烧之，一层柴或煤炭一层在下，上累青石，自下发火，层层自焚而散。入药唯用风化、不夹石者良。

【气味】辛，温，有毒。

【主治】疽疡疥瘙，热气，恶疮癞疾，死肌堕眉，杀痔虫，去黑子瘜肉。(《本经》)

疗髓骨疽。(《别录》)

治病疥，蚀恶肉。止金疮血，甚良。(甄权)

生肌长肉，止血，白癜疬疡，瘢疵痔瘘，瘿赘疣子。妇人粉刺，产后阴不能合。解酒酸，治酒毒，暖水脏，治气。(《大明》)

堕胎。(保昇)

【发明】〔弘景曰〕石灰性至烈，人以度酒饮之，则腹痛下利。古今多以构冢，用捍水而辟虫。故古冢中水洗诸疮，皆即瘥。

〔颂曰〕古方多用合百草团末，治金疮殊胜。今医家或以腊月黄牛胆汁搜和，纳入胆中风干研用，更胜草药者。古方以诸草杂石灰熬煎，点疣痣黑子，丹灶家亦用之。

〔时珍曰〕石灰，止血神品也。但不可着水，着水即烂肉。

石灰

附方

风牙肿痛。二年石灰、细辛等分，研。搽即止。（《普济方》）

虫牙作痛。矿灰，砂糖和，塞孔中。（《普济方》）

风虫牙痛。百年陈石灰（为末）四两，蜂蜜三两，拌匀，盐泥固济，火煅一日，研末。擦牙神效。名神仙失笑散。（张三丰方）

干霍乱病。千年石灰，砂糖水调服二钱，或淡醋汤亦可。名落盏汤。（《摘玄方》）

偏坠气痛。陈石灰（炒）、五倍子、山栀子等分，为末，面和醋调，敷之，一夜即消。（《医方摘要》）

产后血渴（不烦者）。新石灰一两，黄丹半钱，渴时浆水调服一钱。名桃花散。（张洁古《活法机要》）

白带白淫。风化石灰一两，白茯苓三两，为末，糊丸梧子大。每服二三十丸，空心米饮下，绝妙。（《集玄方》）

酒积下痢。石灰五两，水和作团，黄泥包，煅一日夜，去泥为末，醋糊丸梧子大。每服三十丸，姜汤空心下。（《摘玄方》）

虚冷脱肛。石灰烧热，故帛裹坐，冷即易之。（《圣惠方》）

腹胁积块。风化石灰半斤，瓦器炒极热，入大黄末一两，炒红取起，入桂末半两，略烧，入米醋和成膏，摊绢上贴之。内服消块药，甚效。（《丹溪心法》）

疟疾寒热（一日一发或二三发，或三日一发）。古城石灰二钱，头垢、五灵脂各一钱，研末，饭丸皂子大。每服一丸，五更无根水下，即止。（《集玄方》）

发落不止。乃肺有劳热，瘙痒。用石灰三升（水拌炒焦），酒三斗浸之。每服三合，常令酒气相接，则新发更生，神验。（《千金翼》）

染发乌须。矿灰一两，水化开，七日，用铅粉一两研匀，好醋调搽，油纸包一夜。先以皂角水洗净乃用。（《集玄方》）

面黡疣痣。水调矿灰一盏，好糯米全者，半插灰中，半在灰外，经宿米色变如水精。先以针微拨动，点少许于上，经半日汁出，剔去药，不得着水，二日而愈也。（《集玄方》）

疣痣留赘。石灰一两，用桑灰淋汁熬成膏。刺破点之。（《普济方》）

多年恶疮。多年石灰，研末，鸡子清和成块，煅过再研，姜汁调敷。（《救急方》）

脑上痈疖。石灰入饭内捣烂，合之。（李楼《奇方》）

痔疮有虫。古石灰、川乌头（炮）等分，为末，烧饭丸梧子大。每服二三十丸，白汤下。（《活法机要》）

疥疮有虫。石灰淋汁，洗之数次。（孙真人方）

汤火伤灼。年久石灰敷之。或加油调。（《肘后方》）

磁 石

《本经》中品

释名 玄石、处石、熁铁石、吸针石。〔藏器曰〕磁石取铁，如慈母之招子，故名。〔时珍曰〕石之不慈者，不能引铁，谓之玄石，而《别录》复出玄石于后。

集解 〔《别录》曰〕磁石生太山川谷及慈山山阴，有铁处则生其阳。采无时。

〔宗奭曰〕磁石其毛轻紫，石上颇涩，可吸连针铁，俗谓之熁铁石。其玄石，即磁石之黑色者，磁磨铁锋，则能指南，然常偏东，不全南也。其法取新纩中独缕，以半芥子许蜡，缀于针腰，无风处垂之，则针常指南。以针横贯灯心，浮水上，亦指南。然常偏丙位，盖丙为大火，庚辛受其制，物理相感尔。

〔土宿真君曰〕铁受太阳之气，始生之初，石产焉。一百五十年而成磁石，又二百年孕而成铁。

【气味】辛，寒，无毒。

【主治】周痹风湿，肢节中痛，不可持物，洗洗酸痟，除大热烦满及耳聋。(《本经》)

养肾脏，强骨气，益精除烦，通关节，消痈肿鼠瘘，颈核喉痛，小儿惊痫，炼水饮之。亦令人有子。(《别录》)

补男子肾虚风虚。身强，腰中不利，加而用之。(甄权)

治筋骨羸弱，补五劳七伤，眼昏，除烦躁。小儿误吞针铁等，即研细末，以筋肉莫令断，与末同吞，下之。(《大明》)

明目聪耳，止金疮血。(时珍)

【发明】〔宗奭曰〕养肾气，填精髓，肾虚耳聋目昏者皆用之。

〔藏器曰〕重可去怯，磁石、铁粉之类是也。

〔时珍曰〕磁石法水，色黑而入肾，故治肾家诸病而通耳明目。一士子频病目，渐觉昏暗生翳。时珍用东垣羌活胜风汤加减法与服，而以慈朱丸佐之。两月遂如故。盖磁石入肾，镇养真精，使神水不外移；朱砂入心，镇养心血，使邪火不上侵；而佐以神曲，消化滞气，生熟并用，温养脾胃发生之气，乃道家黄婆媒合婴姹之理，制方者宜窥造化之奥乎。方见孙真人《千金方》神曲丸，但云明目，百岁可读细书，而未发出药微义也，孰谓古方不可治今病耶。

磁石

耳卒聋闭。煅铁石半钱，入病耳内，铁砂末入不病耳内，自然通透。(《直指方》)

肾虚耳聋。真磁石一豆大，穿山甲(烧存性，研)一字，新绵塞耳内，口含生铁一块，觉耳中如风雨声即通。(《济生方》)

老人耳聋。磁石一斤捣末，水淘去赤汁，绵裹之。猪肾一具，细切。以水五斤煮石，取二斤，入肾，下盐豉作羹食之。米煮粥食亦可。(《养老方》)

老人虚损(风湿，腰肢痹

痛）。磁石三十两，白石英二十两，捶碎瓮盛，水二斗浸于露地。每日取水作粥食，经年气力强盛，颜如童子。（《养老方》）

阳事不起。磁石五斤研，清酒渍二七日。每服三合，日三夜一。（《千金》）

金疮血出。磁石末敷之，止痛断血。（《千金方》）

误吞针铁。真磁石枣核大，钻孔线穿吞，拽之立出。（钱相公《箧中方》）

丁肿热毒。磁石末，酢和封之，拔根立出。（《外台秘要》）

诸般肿毒。吸铁石三钱，金银藤四两，黄丹八两，香油一斤，如常熬膏，贴之。（《乾坤秘韫》）

凝水石

《本经》中品

释名 白水石、寒水石、凌水石、盐精石、泥精、盐枕、盐根。〔时珍曰〕拆片投水中，与水同色，其水凝动；又可夏月研末，煮汤入瓶，倒悬井底，即成凌冰，故有凝水、白水、寒水、凌水诸名。生于积盐之下，故有盐精以下诸名。石膏亦有寒水之名，与此不同。

集解 〔《别录》曰〕凝水石，色如云母可析者，盐之精也。生常山山谷、中水县及邯郸。

〔弘景曰〕常山（即恒山）属并州，中水属河间，邯郸属赵郡。此处地皆碱卤，故云盐精，而碎之亦似朴硝。此石末置水中，夏月能为冰者，佳。

〔时珍曰〕《别录》言凝水，盐之精也。陶氏亦云卤地所生，碎之似朴硝。《范子计然》云：出河东。河东，卤地也。独孤滔《丹房镜源》云：盐精出盐池，状如水精。据此诸说，则凝水即盐精石也，一名泥精，昔人谓之盐枕，今人谓之盐根。生于卤地积盐之下，精液渗入土中，年久至泉，结而成石，大块有齿棱，如马牙消，清莹如水精，亦有带青黑色者，皆至暑月回润，入水浸久亦化。陶氏注戎盐，谓盐池泥中自有凝盐如石片，打破皆方，而色青黑者，即此也。苏颂注玄精石，谓解池有盐精石，味更咸苦，乃玄精之类；又注食盐，谓盐枕作精块，有孔窍，若蜂窠，可缄封为礼赞者，皆此物也。唐宋诸医不识此石，而以石膏、方解石为注，误矣。

凝水石

积阴之气而成，其气大寒，其味辛咸，入肾走血除热之功，同于诸盐。古方所用寒水石是此石，唐宋诸方寒水石是石膏，近方寒水石则是长石、方解石，俱附各条之下，用者详之。

【气味】辛，寒，无毒。

【主治】身热，腹中积聚邪气，皮中如火烧，烦满，水饮之。久服不饥。（《本经》）

除时气热盛，五脏伏热，胃中热，止渴，水肿，小腹痹。（《别录》）

压丹石毒风，解伤寒劳复。（甄权）

治小便白，内痹，凉血降火，止牙疼，坚牙明目。（时珍）

【发明】〔时珍曰〕凝水石禀

本草纲目

附方

男女转脬（不得小便）。寒水石二两，滑石一两，葵子一合。为末。水一斗，煮五升，时服一升，即利。（《永类方》）

牙龈出血（有窍）。寒水石粉三两，朱砂二钱，甘草脑子一字，为末。干掺。（《普济方》）

小儿丹毒（皮肤热赤）。寒水石半两，白土一分，为末。米醋调涂之。（《经验方》）

五色石脂

《本经》上品

释名 〔时珍曰〕膏之凝者曰脂。此物性黏，固济炉鼎甚良，盖兼体用而言也。

集解 〔《别录》曰〕五色石脂，生南山之阳山谷中。又曰：青石脂生齐区山及海涯。黄石脂生嵩高山，色如莺雏。黑石脂生颍川阳城。白石脂生太山之阴。赤石脂生济南、射阳，又太山之阴。并采无时。

〔普曰〕五色五脂，一名五色符。青符生南山或海涯。黄符生嵩山，色如独脑、雁雏。黑符生洛西山空地。白符生少室天娄山

一四四

或太山。赤符生少室或太山，色绛滑如脂。

【气味】五种石脂，并甘、平。

【主治】黄疸，泄痢肠澼脓血，阴蚀下血赤白，邪气痈肿，疽痔恶疮，头疡疥瘙。久服补髓益气，肥健不饥，轻身延年。五石脂各随五色，补五脏。（《本经》）

治泄痢，血崩带下，吐血衄血，涩精淋沥，除烦，疗惊悸，壮筋骨，补虚损。久服悦色。治疮疖痔漏，排脓。（《大明》）

【气味】酸，平，无毒。

【主治】养肝胆气，明目，疗黄疸泄痢肠澼，女子带下百病，及疽痔恶疮。久服补髓益气，不饥延年。（《别录》）

【气味】苦，平，无毒。

【主治】养脾气，安五脏，调中，大人小儿泄痢肠澼下脓血，去白虫，除黄疸痈疽虫。久服，轻身延年。（《别录》）

〔别录曰〕一名石墨，一名石涅。〔时珍曰〕此乃石脂之黑者，亦

可为墨，其性黏舌，与石炭不同。南人谓之画眉石。许氏《说文》云：黛，画眉石也。

【气味】咸，平，无毒。

【主治】养肾气，强阴，主阴蚀疮，止肠澼泄痢，疗口疮咽痛。久服，益气不饥延年。（《别录》）

白石脂

【气味】甘、酸，平，无毒。

【主治】养肺气，厚肠，补骨髓，疗五脏惊悸不足，心下烦，止腹痛下水，小肠澼热溏，便脓血，女子崩中漏下赤白沃，排痈疽疮痔。久服，安心不饥，轻身延年。（《别录》）

五色石脂

附方

小儿水痢（形羸不胜汤药）。白石脂半两研粉，和白粥空肚食

之。(《子母秘录》)

小儿滑泄。白龙丸：白石脂、白龙骨等分，为末，水丸黍米大。每量大小，木瓜、紫苏汤下。(《全幼心鉴》)

久泄久痢。白石脂、干姜等分，研，百沸汤和面为稀糊搜之，并手丸梧子大。每米饮下三十丸。(《斗门方》)

儿脐汁出（赤肿）。白石脂末熬温，扑之，日三度。勿揭动。(韦宙《独行方》)

儿脐血出（多啼）。方同上。(寇氏《衍义》)

粉滓面黡。白石脂六两，白敛十二两，为末，鸡子白和。夜涂旦洗。(《圣济录》)

赤 石 脂

【气味】甘、酸、辛，大温，无毒。

【主治】养心气，明目益精，疗腹痛肠澼，下痢赤白，小便利，及痈疽疮痔，女子崩中漏下，产难胞衣不出。久服补髓好颜色，益智不饥，轻身延年。(《别录》)

补五脏虚乏。(甄权)

补心血，生肌肉，厚肠胃，除水湿，收脱肛。(时珍)

【发明】〔时珍曰〕五石脂皆手足阳明药也。其味甘，其气温，其体重，其性涩。涩而重，故能收湿止血而固下；甘而温，故能益气生肌而调中。中者，肠胃肌肉惊悸黄疸是也；下者，肠澼泄痢崩带失精是也。五种主疗，大抵相同。故《本经》不分条目，但云各随五色补五脏。《别录》虽分五种，而性味、主治亦不甚相远，但以五味配五色为异，亦是强分尔。赤白二种，一入气分，一入血分。故时用尚之。张仲景用桃花汤治下痢便脓血。取赤石脂之重涩，入下焦血分而固脱；干姜之辛温，暖下焦气分而补虚；粳米之甘温，佐石脂、干姜而润肠胃也。

附方

小儿疳泻。赤石脂末，米饮调服半钱，立瘥。加京芎等分，更妙。(《斗门方》)

大肠寒滑（小便精出）。赤石脂、干姜各一两，胡椒半两。为末，醋糊丸梧子大。每空心米饮下五七十丸。有人病此，热药服至一斗二升，不效，或教服此，终四剂而愈。(寇氏《衍义》)

赤白下痢。赤石脂末，饮服一钱。（《普济方》）

冷痢腹痛（下白冻如鱼脑）。桃花丸：赤石脂（煅）、干姜（炮）等分。为末，蒸饼和丸。量大小服，日三服。（《和剂局方》）

伤寒下痢（便脓血不止）。桃花汤主之。赤石脂一斤（一半全用，一半末用），干姜一两，粳米半升，水七升，煮米熟去滓。每服七合。纳末方寸匕，日三服，愈乃止。（张仲景方）

痢后脱肛。赤石脂、伏龙肝为末，敷之。一加白矾。（钱氏《小儿方》）

小便不禁。赤石脂（煅）、牡蛎（煅）各三两，盐一两，为末，糊丸梧子大。每盐汤下十五丸。（《普济方》）

痰饮吐水（无时节者）。其原因冷冻饮料过度，遂令脾胃气弱，不能消化饮食。饮食入胃，皆变成冷水，反吐不停。赤石脂散主之。赤石脂一斤，捣筛，服方寸匕，酒饮自任，稍加至三匕。

玄精石

宋《开宝》

释名 太阴玄精石、阴精石、玄英石。〔时珍曰〕此石乃碱卤至阴之精凝结而成，故有诸名。

集解 〔颂曰〕玄精石出解州解池，及通、泰州积盐仓中亦有之。其色青白龟背者佳，采无时。又解池有盐精石，味更咸苦，亦玄精之类也。

〔时珍曰〕玄精是碱卤津液流渗入土，年久结成石片，片状如龟背之形。蒲、解出者，其色青白通彻。蜀中赤盐之液所结者，色稍红光。沈存中《笔谈》云：太阴玄精生解州盐泽大卤中，沟渠土内得之。大者如杏叶，小者如鱼鳞，悉皆六角，端正似刻，正如龟甲状。其裙襕小撱，其前则下剡，其后则上剡，正如穿山甲相掩之处，全是龟甲，更无异也。色绿而莹彻，叩之则直理而折，莹明如鉴，折处亦六角，如柳叶大。烧过则悉解折，薄如柳叶，片片相离，白如霜雪，平洁可爱。此乃禀积阴之气凝结，故皆六角。今天下所用玄精，乃绛州山中所出绛石，非玄精也。

【气味】咸，温，无毒。

【主治】除风冷邪气湿痹，益精气，妇人痼冷漏下，心腹积聚冷气，止头痛，解肌。（《开宝》）

主阴证伤寒，指甲面色青黑，心下胀满结硬，烦渴，虚汗不止，或时狂言，四肢逆冷，咽喉不利肿痛，脉沉细而疾，宜佐他药服之。又合他药，涂大风疮。（宗奭）

【发明】〔时珍曰〕玄精石禀太阴之精，与盐同性，其气寒而不温，其味甘咸而降，同硫黄、消石治上盛下虚，救阴助阳，有扶危拯逆之功。故铁瓮申先生来复丹用之，正取其寒，以配消、硫之热也。《开宝本草》言其性温，误矣。

〔颂曰〕古方不见用，近世补药及伤寒多用之。其著者，治伤寒正阳丹出汗也。

玄精石

附方

小儿风热（挟风蕴热，体热）。太阴玄精石一两，石膏七钱半，龙脑半钱，为末。每服半钱，新汲水下。（《普济方》）

冷热霍乱（分利阴阳）。玄精石、半夏各一两，硫黄三钱，为末，面糊丸梧子大。每米饮服三十丸。（《指南方》）

头风脑痛。玄精石末，入羊胆中阴干。水调一字，吹鼻中，立止。（《千金方》）

目赤涩痛。玄精石半两，黄柏（炙）一两，为末。点之，良。（《普济方》）

赤目失明（内外障翳）。太阴玄精石（阴阳火煅）、石决明各一两，蕤仁、黄连各二两，羊子肝七个（竹刀切晒）。为末，粟米饭丸梧子大。每卧时茶服二十丸。服至七日，烙顶心以助药力，一月见效。宋丞相言：黄典史病此，梦神传此方，愈。（朱氏《集验方》）

目生赤脉。玄精石一两，甘草半两。为末。每服一钱，小儿半钱，竹叶煎汤调下。（《总微论》）

重舌涎出（水浆不入）。太阴玄精石二两，牛黄、朱砂、龙脑各一分，为末。以铍针舌上去血，盐汤漱口，掺末咽津，神效。（《圣惠方》）

石炭

释名 煤炭、石墨、铁炭、乌金石、焦石。〔时珍曰〕石炭即乌金石，上古以书字，谓之石墨，今俗呼为煤炭，煤、墨音相近也。《拾遗记》言焦石如炭，《岭表录》言康州有焦石穴，即此也。

集解 〔时珍曰〕石炭南北诸山产处亦多，昔人不用，故识之者少。今则人以代薪炊爨，煅炼铁石，大为民利。土人皆凿山为穴，横入十余丈取之。有大块如石而光者，有疏散如炭末者，俱作硫黄气，以酒喷之则解。入药用坚块如石者。昔人言夷陵黑土为劫灰者，即此疏散者也。《孝经·援神契》云：王者德至山陵，则出黑丹。《水经》言：石炭可书，燃之难尽，烟气中人。《酉阳杂俎》云：无劳县出石墨，爨之弥年不消。《夷坚志》云：彰德南郭村井中产石墨。宜阳县有石墨山，沔阳县有石墨洞。燕之西山，楚之荆州、兴国州，江西之庐山、袁州、丰城、赣州，皆产石炭，可以炊爨。并此石也。又有一种石墨，舐之黏舌，可书字画眉，名画眉石者，即黑石脂也。

石炭

【气味】甘、辛，温，有毒。

【主治】妇人血气痛，及诸疮毒，金疮出血，小儿痰痫。（时珍）

附方

误吞金银（及钱，在腹中不下者）。光明石炭一杏核大，硫黄一皂子大，为末，酒下。（《普济方》）

腹中积滞。乌金石（即铁炭也）三两，自然铜（为末，醋熬）一两，当归一两，大黄（童尿浸晒）一两，为末。每服二钱，红花酒一盏，童尿半盏，同调，食前服，日二服。（张子和《儒门事亲》）

产后儿枕（刺痛）。黑白散：用乌金石（烧酒淬七次）、寒水石（煅为末），等分，每用粥饮服一钱半，即止，未止再服。（洁古《保命集》）

砒 石

宋《开宝》

释名 信石、人言。生者名砒黄，炼者名砒霜。〔时珍曰〕砒，性猛如貔，故名。唯出信州，故人呼为信石，而又隐信字为人言。

集解 〔时珍曰〕此乃锡之苗，故新锡器盛酒日久能杀人者，为有砒毒也。生砒黄以赤色者为良，熟砒霜以白色者为良。

砒石

【气味】苦，酸，暖，有毒。

【主治】砒黄：治疟疾肾气，带之辟蚤虱。（《大明》）

冷水磨服，解热毒，治痰壅。（陈承）

磨服，治癖积气。（宗奭）

除齁喘积痢，烂肉，蚀瘀腐瘰疬。（时珍）

砒霜：疗诸疟，风痰在胸膈，可作吐药。不可久服，伤人。（《开宝》）

附方

中风痰壅（四肢不收，昏愦若醉）。砒霜如绿豆大，研。新汲水调下少许，以热水投之，大吐即愈。未吐再服。（《圣惠方》）

走马牙疳（恶疮）。砒石、铜绿等分，为末。摊纸上贴之，其效如神。又方：砒霜半两，醋调如糊，碗内盛，待干刮下。用粟米大，绵裹安齿缝，来日取出，有虫自死。久患者，不过三日即愈。（《普济方》）

石脑油

宋《嘉祐》

释名 石油、石漆、猛火油、雄黄油、硫黄油。

集解 〔宗奭曰〕真者难收，多渗蚀器物。入药最少。烧炼家研生砒入油，再研如膏，入坩锅内，瓦盖置火上，俟油泣尽出之，又研又入油，又上火炼之，砒即伏矣。

【气味】辛、苦，有毒。

【主治】小儿惊风，化涎，可和诸药作丸散。（《嘉祐》）

涂疮癣虫癞，治针、箭入肉药中用之。（时珍）

【发明】〔时珍曰〕石油气味与雄、硫同，故杀虫治疮。其性走窜，诸器皆渗，唯瓷器、琉璃不漏。故

钱乙治小儿惊热膈实，呕吐痰涎，银液丸中，用和水银、轻粉、龙脑、蝎尾、白附子诸药为丸，不但取其化痰，亦取其能透经络、走关窍也。

石脑油

草部

本草纲目

李时珍曰：天造地化而草木生焉。刚交于柔而成根荄，柔交于刚而成枝干。叶萼属阳，华实属阴。由是草中有木，木中有草。得气之粹者为良，得气之戾者为毒。故有五形焉（金、木、水、火、土）、五气焉（香、臭、臊、腥、膻）、五色焉（青、赤、黄、白、黑）、五味焉（酸、苦、甘、辛、咸）、五性焉（寒、热、温、凉、平）、五用焉（升、降、浮、沉、中）。

甘 草

释名 蜜甘、国老。〔弘景曰〕国老即帝师之称，虽非君而为君所宗，是以能安和草石而解诸毒也。〔甄权曰〕诸药中甘草为君，治七十二种乳石毒，解一千二百般草木毒，调和众药有功，故有国老之号。

集解 〔李时珍曰〕按沈括《笔谈》云：《本草》注引《尔雅》蘦大苦之注为甘草者，非矣。郭璞之注，乃黄药也，其味极苦，故谓之大苦，非甘草也。甘草枝叶悉如槐，高五六尺，但叶端微尖而糙涩，似有白毛，结角如相思角，作一本生，至熟时角坼，子如小扁豆，极坚，齿啮不破，今出河东西界。寇氏《衍义》亦取此说，而不言大苦非甘草也。以理度之，郭说形状殊不相类，沈说近之。今人唯以大径寸而结紧断纹者为佳，谓之粉草。其轻虚细小者，皆不及之。刘绩《霏雪录》言安南甘草大者如柱，土人以架屋，不识果然否也？

根

【气味】甘，平，无毒。

【主治】五脏六腑寒热邪气，坚筋骨，长肌肉，倍气力，金疮尰，解毒。久服轻身延年。（《本经》）

温中下气，烦满短气，伤脏咳嗽，止渴，通经脉，利血气，解百药毒，为九土之精，安和七十二种石，一千二百种草。（《别录》）

主腹中冷痛，治惊痫，除腹胀满，补益五脏，养肾气内伤，令人阴不痿，主妇人血沥腰痛，凡虚而多热者加用之。（甄权）

安魂定魄，补五劳七伤，一切虚损，惊悸烦闷健忘，通九窍，利百脉，益精养气，壮筋骨。（《大明》）

生用泻火热，熟用散表寒，去咽痛，除邪热，缓正气，养阴血，补脾胃，润肺。（李杲）

吐肺痿之脓血，消五发之疮疽。（好古）

解小儿胎毒惊痫，降火止痛。（时珍）

梢

【主治】生用治胸中积热，去茎中痛，加酒煮玄胡索、苦楝子尤妙。（元素）

头

【主治】生用能行足厥阴、阳明

甘草

二经污浊之血，消肿导毒。（震亨）

主痈肿，宜入吐药。（时珍）

【发明】〔震亨曰〕甘草味甘，大缓诸火，黄中通理，厚德载物之君子也。欲达下焦，须用梢子。

〔杲曰〕甘草气薄味厚，可升可降，阴中阳也。阳不足者，补之以甘。甘温能除大热，故生用则气平，补脾胃不足而大泻心火；炙之则气温，补三焦元气而散表寒，除邪热，去咽痛，缓正气，养阴血。凡心火乘脾，腹中急痛，腹皮急缩者，宜倍用之。其性能缓急，而又协和诸药，使之不争。故热药得之缓其热，寒药得之缓其寒，寒热相杂者用之得其平。

〔时珍曰〕甘草外赤中黄，色兼坤离；味浓气薄，资全土德。协和群品，有元老之功；普治百邪，得王道之化。赞帝力而人不知，敛神功而己不与，可谓药中之良相也。然中满、呕吐、酒客之病，不喜其甘；而大戟、芫花、甘遂、海藻，与之相反。是亦迁缓不可以救昏昧，而君子尝见嫉于宵人之意欤？

〔颂曰〕按孙思邈《千金方》论云：甘草解百药毒，如汤沃雪。有中乌头、巴豆毒，甘草入腹即定，验如反掌。方称大豆汁解百药毒，予每试之不效，加入甘草为甘豆汤，其验乃奇也。又葛洪《肘后备急方》云：席辩刺史尝言，岭南俚人解蛊毒药，并是常用之物，畏人得其法，乃言三百头牛药，或言三百两银药。久与亲狎，乃得其详。凡饮食时，先取炙熟甘草一寸，嚼之咽汁，若中毒随即吐出。仍以炙甘草三两，生姜四两，水六升，煮二升，日三服。或用都淋藤、黄藤二物，酒煎温常服，则毒随大小溲出。又常带甘草数寸，随身备急。若经含甘草而食物不吐者，非毒物也。

附方

伤寒咽痛（少阴证）。甘草汤主之。用甘草二两（蜜水炙），

水二升，煮一升半，服五合，日二服。（张仲景《伤寒论》）

肺热喉痛（有痰热者）。甘草（炒）二两，桔梗（米泔浸一夜）一两，每服五钱，水一钟半，入阿胶半片，煎服。（钱乙《直诀》）

肺痿多涎。肺痿吐涎沫，头眩，小便数而不咳者，肺中冷也，甘草干姜汤温之。甘草（炙）四两，干姜（炮）二两，水三升，煮一升五合，分服。（张仲景《金匮要略》）

肺痿久嗽（涕唾多，骨节烦闷，寒热）。以甘草三两（炙），捣为末。每日取小便三合，调甘草末一钱，服之。（《广利方》）

小儿热嗽。甘草二两，猪胆汁浸五宿，炙，研末，蜜丸绿豆大，食后薄荷汤下十丸。名凉膈丸。（《圣惠方》）

初生便闭。甘草、枳壳（煨）各一钱，水半盏煎服。（《全幼心鉴》）

小儿遗尿。大甘草头煎汤，夜夜服之。（危氏《得效方》）

小儿羸瘦。甘草三两，炙焦为末，蜜丸绿豆大。每温水下五丸，日二服。（《金匮玉函》）

大人羸瘦。甘草三两（炙），每旦以小便煮三四沸，顿服之，良。（《外台秘要》）

阴头生疮。蜜煎甘草末，频频涂之，神效。（《千金方》）

黄　耆

《本经》上品

释名　〔时珍曰〕耆，长也。黄耆色黄，为补药之长，故名。今俗通作黄芪。

集解　〔时珍曰〕黄耆叶似槐叶而微尖小，又似蒺藜叶而微阔大，青白色。开黄紫花，大如槐花。结小尖角，长寸许。根长二三尺，以紧实如箭竿者为良。嫩苗亦可煤淘茹食。

根

【气味】甘，微温，无毒。

【主治】痈疽久败疮，排脓止痛，大风癞疾，五痔鼠瘘，补虚，

黄耆

小儿百病。(《本经》)

妇人子脏风邪气，逐五脏间恶血，补丈夫虚损，五劳羸瘦，止渴，腹痛泄痢，益气，利阴气。(《别录》)

主虚喘，肾衰耳聋，疗寒热，治发背，内补。(甄权)

助气壮筋骨，长肉补血，破癥癖，瘰疬瘿赘，肠风血崩，带下赤白痢，产前后一切病，月候不匀，痰嗽，头风热毒赤目。(《日华》)

治虚劳自汗，补肺气，泻肺火心火，实皮毛，益胃气，去肌热及诸经之痛。(元素)

主太阴疟疾，阳维为病苦寒热，督脉为病逆气里急。(好古)

【发明】〔元素曰〕黄耆甘温纯阳，其用有五：补诸虚不足，一也；益元气，二也；壮脾胃，三也；去肌热，四也；排脓止痛，活血生血，内托阴疽，为疮家圣药，五也。

〔好古曰〕黄耆治气虚盗汗，并自汗及肤痛，是皮表之药；治咯血，柔脾胃，是中州之药；治伤寒尺脉不至，补肾脏元气，是里药，乃上中下内外三焦之药也。

〔嘉谟曰〕人参补中，黄耆实表。凡内伤脾胃，发热恶寒，吐泄怠卧，胀满痞塞，神短脉微者，当以人参为君，黄耆为臣；若表虚自汗亡阳，溃疡痘疹阴疮者，当以黄耆为君，人参为臣，不可执一也。

茎 叶

【主治】疗渴及筋挛，痈肿疽疮。(《别录》)

附方

小便不通。绵黄耆二钱，水二盏，煎一盏，温服。小儿减半。(《总微论》)

人 参

《本经》上品

释名 人薓（音参）、血参、人衔、鬼盖、神草、土精、地精。〔时珍曰〕人薓年深，浸渐长成者，根如人形，有神，故谓之人薓、神草。

集解 〔时珍曰〕上党，今潞州也。民以人参为地方害，不复采取。今所用者皆是辽参。亦可收子，于十月下种，如种菜法。秋冬采者坚实，春夏采者虚软，非地产有虚实也。辽参连皮者黄润色如防风，去皮者坚白如粉，伪者皆以沙参、荠苨、桔梗采根造作乱之。沙参体虚无心而味淡，荠苨体虚无心，桔梗体坚有心而味苦。人参体实有心而味甘，微带苦，自有余味，俗名金井玉阑也。其似人形者，谓之孩儿参，尤多赝伪。

根

【气味】甘，微寒，无毒。

【主治】补五脏，安精神，定魂魄，止惊悸，除邪气，明目开心益智。久服轻身延年。（《本经》）

疗肠胃中冷，心腹鼓痛，胸胁逆满，霍乱吐逆，调中，止消渴，通血脉，破坚积，令人不忘。（别录）

主五劳七伤，虚损痰弱，止呕哕，补五脏六腑，保中守神。消胸中痰，治肺痿及痫疾，冷气逆上，伤寒不下食，凡虚而多梦纷纭者加之。（甄权）

治肺胃阳不足，肺气虚促，短气少气，补中缓中，泻心肺脾胃中火邪，止渴生津液。（元素）

治男妇一切虚证，发热自汗，眩晕头痛，反胃吐食，痎疟，滑泻久痢，小便频数淋沥，劳倦内伤，中风中暑，痿痹，吐血嗽血下血，血淋血崩，胎前产后诸病。（时珍）

【发明】〔弘景曰〕人参为药切要，与甘草同功。

〔杲曰〕人参甘温，能补肺中

人参

元气，肺气旺则四脏之气皆旺，精自生而形自盛，肺主诸气故也。张仲景云，病人汗后身热亡血脉沉迟者，下痢身凉脉微血虚者，并加人参。古人血脱者益气，盖血不自生，须得生阳气之药乃生，阳生则阴长，血乃旺也。若单用补血药，血无由而生矣。《素问》言：无阳则阴无以生，无阴则阳无以化。故补气须用人参，血虚者亦须用之。《本草十剂》云：补可去弱，人参、羊肉之属是也。盖人参补气，羊肉补形，形气者，有无之象也。

〔好古曰〕洁古老人言，以沙参代人参，取其味甘也。然人参补五脏之阳，沙参补五脏之阴，安得无异？虽云补五脏，亦须各用本脏药相佐使引之。

芦

【气味】苦，温，无毒。

【主治】吐虚劳痰饮。（时珍）

【发明】〔吴绶曰〕人弱者，以人参芦代瓜蒂。

〔震亨曰〕人参入手太阴，补阳中之阴，芦则反能泻太阴之阳。一女子性躁味厚，暑月因怒而病呃，每作则举身跳动，昏冒不知人。其形气俱实，乃痰因怒郁，气不得降，非吐不可。遂以人参芦半两，逆流水一盏半，煎一大碗饮之，大吐顽痰数碗，大汗昏睡，一日而安。

人参

胃寒气满（不能传化，易饥不能食）。人参末二钱，生附子末半钱，生姜二钱，水七合，煎二合，鸡子清一枚，打转空心服之。（《圣济总录》）

脾胃虚弱（不思饮食）。生姜半斤取汁，白蜜十两，人参末四两，银锅煎成膏，每米饮调服一匙。（《普济方》）

喘急欲绝（上气鸣息者）。人参末，汤服方寸匕，日五六服

效。(《肘后方》)

产后诸虚（发热自汗）。人参、当归等分，为末，用猪腰子一个，去膜切小片，以水三升，糯米半合，葱白二茎，煮米熟，取汁一盏，入药煎至八分，食前温服。(《永类方》)

房后困倦。人参七钱，陈皮一钱，水一盏半，煎八分，食前温服，日再服，千金不传。(赵永庵方)

喘咳嗽血（咳喘上气，喘急，嗽血吐血，脉无力者）。人参末每服三钱，鸡子清调之，五更初服便睡，去枕仰卧，只一服愈。年深者，再服。咯血者，服尽一两甚好。(沈存中《灵苑方》)

齿缝出血。人参、赤茯苓、麦门冬各二钱，水一钟，煎七分，食前温服，日再。苏东坡得此，自谓神奇。后生小子多患此病，予累试之，累如所言。(谈野翁《试效方》)

沙　参

《本经》上品

释名　白参、知母、羊婆奶。〔弘景曰〕此与人参、玄参、丹参、苦参是为五参，其形不尽相类，而主疗颇同，故皆有参名。〔时珍曰〕沙参白色，宜于沙地，故名。其根多白汁，俚人呼为羊婆奶。

集解　〔时珍曰〕沙参处处山原有之。其根生沙地者长尺余，大一虎口，黄土地者则短而小。根茎皆有白汁。

根

【气味】苦，微寒，无毒。

【主治】血积惊气，除寒热，补中，益肺气。(《本经》)

疗胃痹心腹痛，结热邪气头痛，皮间邪热，安五脏。久服利人。又云：羊乳主头眩痛，益气，长肌肉。(《别录》)

去皮肌浮风，疝气下坠，治常欲眠，养肝气，宣五脏风气。(甄权)

补虚，止惊烦，益心肺，并一切恶疮疥癣及身痒，排脓，消肿毒。(《大明》)

沙参

清肺火，治久咳肺痿。（时珍）

【发明】〔元素曰〕肺寒者，用人参；肺热者，用沙参代之，取其味甘也。

〔好古曰〕沙参味甘微苦，厥阴本经之药，又为脾经气分药。微苦补阴，甘则补阳，故洁古取沙参代人参。盖人参性温，补五脏之阳；

沙参性寒，补五脏之阴。虽云补五脏，亦须各用本脏药相佐，使随所引而相辅之可也。

〔时珍曰〕人参甘苦温，其体重实，专补脾胃元气，因而益肺与肾，故内伤元气者宜之。沙参甘淡而寒，其体轻虚，专补肺气，因而益脾与肾，故金能受火克者宜之。一补阳而生阴，一补阴而制阳，不可不辨之也。

肺热咳嗽。沙参半两，水煎服之。（《卫生易简方》）

卒得疝气。沙参捣筛为末，酒服方寸匕，立瘥。（《肘后方》）

妇人白带。沙参为末，每服二钱，米饮调下。（《证治要诀》）

荠苨

《别录》中品

释名 杏参、杏叶沙参、蒠苨（蒠音底）、甜桔梗、白面根。苗名隐忍。〔时珍曰〕荠苨多汁，有济苨之状，故以名之。济苨，浓露也。其根如沙参而叶似杏，故河南人呼为杏叶沙参。苏颂《图经》杏参，即此也。俗谓之甜桔梗。《尔雅》云：苨，蒠苨也。郭璞云：即荠苨也。

集解〔弘景曰〕荠苨根茎都似人参，而叶小异，根味甜绝，能杀毒。以其与毒药共处，毒皆自然歇，不正入方家用也。荠苨叶甚似桔梗，但叶下光明滑泽无毛为异，又不如人参相对耳。

〔恭曰〕人参苗似五加而阔短，茎圆有三四桠，桠头有五叶，陶引荠苨乱人参，误矣。且荠苨、桔梗又有叶差互者，亦有叶三四对者，皆一茎直上，叶既相乱，唯以根有心为别尔。

〔颂曰〕今川蜀、江浙皆有之。春生苗茎，都似人参，而叶小异，根似桔梗，但无心为异。润州、陕州尤多，人家收以为果，或作脯啖，味甚甘美，兼可寄远，二月、八月采根曝干。

〔承曰〕今人多以蒸过压扁乱人参，但味淡尔。

〔时珍曰〕荠苨苗似桔梗，根似沙参，故奸商往往以沙参、荠苨通乱人参。

根

【气味】甘，寒，无毒。

【主治】解百药毒。（《别录》）

杀蛊毒，治蛇虫咬，热狂温疾，署毒箭。（《大明》）

利肺气，和中明目止痛，蒸切作羹粥食，或作菹茹食。（昝殷）

食之，压丹石发动。（孟诜）

主咳嗽消渴强中，疮毒丁肿，辟沙虱短狐毒。（时珍）

【发明】〔时珍曰〕荠苨寒而利肺，甘而解毒，乃良品也，而世不知用，惜哉。按葛洪《肘后方》云：一药而兼解众毒者，唯荠苨汁浓饮二升，或煮嚼之，亦可作散服。此药在诸药中，毒皆自解也。又张鷟《朝野佥载》云：各医言虎中药箭，食清泥而解；野猪中药箭，豗荠苨而食。物犹知解毒，何况人乎？又孙思邈《千金方》，治强中为病，茎长兴盛，不交精出，消渴之后，发为痈疽，有荠苨丸、猪肾荠苨汤方，此皆本草所未及者。

荠苨

桔梗

《本经》下品

释名 白药、梗草、荠苨。〔时珍曰〕此草之根结实而梗直，故名。

集解 〔颂曰〕今在处有之。根如小指大，黄白色。春生苗，茎高尺余。叶似杏叶而长椭，四叶相对而生，嫩时亦可煮食。夏开小花紫碧色，颇似牵牛花，秋后结子。

根

【气味】辛，微温，有小毒。

【主治】胸胁痛如刀刺，腹满肠鸣幽幽，惊恐悸气。（《本经》）

利五脏肠胃，补血气，除寒热风痹，温中消谷，疗喉咽痛，下蛊毒。（《别录》）

治下痢，破血积气，消积聚痰涎，去肺热气促嗽逆，除腹中冷痛，

桔梗

主中恶及小儿惊痫。（甄权）

下一切气，止霍乱转筋，心腹胀痛，补五劳，养气，除邪辟温，破癥瘕肺痛，养血排脓，补内漏及喉痹。（《大明》）

利窍，除肺部风热，清利头目咽嗌，胸膈滞气及痛，除鼻塞。（元素）

治寒呕。（李杲）

主口舌生疮，赤目肿痛。（时珍）

【发明】〔好古曰〕桔梗气微温，味苦辛，味厚气轻，阳中之阴，升也。入手太阴肺经气分及足少阴经。

〔元素曰〕桔梗清肺气，利咽喉，其色白，故为肺部引经。与甘草同行，为舟楫之剂。如大黄苦泄峻下之药，欲引至胸中至高之分成功，须用辛甘之剂升之。譬如铁石入江，非舟楫不载。所以诸药有此一味，不能下沉也。

〔时珍曰〕朱肱《活人书》治胸中痞满不通，用桔梗、枳壳，取其通肺利膈下气也。张仲景《伤寒

论》治寒实结胸，用桔梗、贝母、巴豆，取其温中消谷破积也。又治肺痈唾脓，用桔梗、甘草，取其苦辛清肺，甘温泻火，又能排脓血、补内漏也。其治少阴证二三日咽痛，亦用桔梗、甘草，取其苦辛散寒，甘平除热，合而用之，能调寒热也。

附方

胸满不痛。桔梗、枳壳等

分，水二钟，煎一钟，温服。（《南阳活人书》）

骨槽风痛（牙根肿痛）。桔梗为末，枣瓤和丸皂子大，绵裹咬之。仍以荆芥汤漱之。（《经验后方》）

妊娠中恶（心腹疼痛）。桔梗一两（剉），水一钟，生姜三片，煎六分，温服。（《圣惠方》）

长 松

《拾遗》

释名 仙茆。〔时珍曰〕其叶如松，服之长年，功如松脂及仙茆，故有二名。

集解 〔藏器曰〕长松生关内山谷中，草似松，叶上有脂，山人服之。

〔时珍曰〕长松生古松下，根色如荠苨，长三五寸，味甘微苦，类人参，清香可爱。按《张天觉文集》云：僧普明居五台山，患大风，眉发俱堕，哀苦不堪。忽遇异人，教服长松，示其形状。明采服之，旬余毛发俱生，颜色如故。今并、代间土人，多以长松杂甘草、山药为汤，煎服甚佳。然本草及方书皆不载，独释慧祥《清凉传》始叙其详如此。韩悉《医通》云：长松产太行西北诸山，根似独活而香。

根

【气味】甘，温，无毒。

【主治】风血冷气宿疾，温中去风。（藏器）

治大风恶疾，眉发堕落，百骸腐溃。每以一两，入甘草少许，水煎服，旬日即愈。又解诸虫毒，补益长年。（时珍）

附方

长松酒。滋补一切风虚，乃庐山休休子所传。长松一两五钱，状似独活而香，乃酒中圣药也。熟地黄八钱，生地黄、黄芪（蜜炙）、陈皮各七钱，当归、厚

长松

朴、黄柏各五钱，白芍药（煨）、人参、枳壳各四钱，苍术（米泔制）、半夏（制）、天门冬、麦门冬、砂仁、黄连各三钱，木香、蜀椒、胡桃仁各二钱，小红枣肉八个，老米一撮，灯心五寸长一百二十根，一料分十剂，绢袋盛之。凡米五升，造酒一尊，煮一袋，窨久乃饮。（韩氏《医通》）

黄　精

《别录》上品

释名 黄芝、戊己芝、仙人余粮。〔时珍曰〕黄精为服食要药，故《别录》列于草部之首，仙家以为芝草之类，以其得坤土之精粹，故谓之黄精。

集解 〔时珍曰〕黄精野生山中，亦可劈根长二寸，稀种之，一年后极稠，子亦可种。

根

【气味】甘，平，无毒。

【主治】补中益气，除风湿，安五脏。（《别录》）

补五劳七伤，助筋骨，耐寒暑，益脾胃，润心肺。（《大明》）

补诸虚，止寒热，填精髓，下三尸虫。（时珍）

【发明】〔时珍曰〕黄精受戊己之淳气，故为补黄宫之胜品。土者万物之母，母得其养，则水火既济，木金交合，而诸邪自去，百病不生矣。《神仙芝草经》云：黄精宽中益气，使五脏调良，肌肉充盛，骨髓坚强，其力增倍，多年不老，颜色鲜明，发白更黑，齿落更生。又能先下三尸虫：上尸名彭质，好宝货，百日下；中尸名彭娇，好五味，六十日下；下尸名彭居，好五色，三十日下，皆烂

本草纲目

一六四

黄精

出也。根为精气，花实为飞英，皆可服食。又按雷氏《炮炙论》序云：驻色延年，精蒸神锦。

〔禹锡曰〕按《抱朴子》云：黄精服其花胜其实，服其实胜其根。但花难得，得其生花十斛，干之才可得五六斗尔，非大有力者不能办也。日服三合，服之十年，乃得其益。其断谷不及术。术饵令人肥健，可以负重涉险；但不及黄精甘美易食，凶年可与老少代粮，谓之米

脯也。

〔慎微曰〕徐铉《稽神录》云：临川士家一婢，逃入深山中，久之见野草枝叶可爱，取根食之，久久不饥。夜息大树下，闻草中动，以为虎攫，上树避之。及晓下地，其身欻数然凌空而去，若飞鸟焉。数岁家人采薪见之，捕之不得，临绝壁下网围之，俄而腾上山顶。或云此婢安有仙骨，不过灵药服食尔。遂以酒饵置往来之路，果来，食讫，遂不能去，擒之，具述其故。指所食之草，即是黄精也。

附方

大风癞疮。营气不清，久风入脉，因而成癞，鼻坏色败。用黄精根去皮洗净二斤，日中曝令软，纳粟米饭中，蒸至米熟，时时食之。（《圣济总录》）

萎蕤

《本经》上品

释名 女萎、葳蕤。〔时珍曰〕按黄公绍《古今韵会》云：葳蕤，草木叶垂之貌。此草根长多须，如冠缨下垂之緌而有威仪，故以名之。

集解 〔时珍曰〕处处山中有之。其根横生似黄精，差小，黄白色，性柔多须，最难燥。其叶如竹，两两相值。

【气味】甘，平，无毒。

【主治】女萎：主中风暴热，不能动摇，跌筋结肉，诸不足。久服去面黑䵟，好颜色润泽，轻身不老。（《本经》）

萎蕤：主心腹结气，虚热湿毒腰痛，茎中寒，及目痛眦烂泪出。（《别录》）

时疾寒热。内补不足，去虚劳客热。头痛不安，加而用之，良。（甄权）

补中益气。（萧炳）

除烦闷，止消渴，润心肺，补五劳七伤虚损，腰脚疼痛。天行热狂，服食无忌。（《大明》）

服诸石人不调和者，煮汁饮之。（弘景）

主风温自汗灼热，及劳疟寒热，脾胃虚乏，男子小便频数，失精，一切虚损。（时珍）

【发明】〔杲曰〕萎蕤能升能降，阳中阴也。其用有四：主风淫四末，两目泪烂，男子湿注腰痛，女子面生黑䵟。

〔时珍曰〕萎蕤性平味甘，柔润可食。故朱肱《南阳活人书》，治风温自汗身重，语言难出，用萎蕤汤，以之为君药。予每用治虚劳寒热痁疟，及一切不足之证，用代参、耆，不寒不燥，大有殊功，不止于去风热湿毒而已，此昔人所未阐者也。

〔藏器曰〕陈寿《魏志·樊阿传》云：青粘一名黄芝，一名地节。此即萎蕤，极似偏精。本功外，主聪明，调血气，令人强壮。和漆叶为散服，主五脏益精，去三虫，轻身不老，变白，润肌肤，暖腰脚，唯有热不可服。晋嵇绍有胸中寒疾，每酒后苦唾，服之得愈。草似竹，取根花叶阴干用。昔华陀入山见仙人所服，以告樊阿，服之寿百岁也。

〔颂曰〕陈藏器以青粘即葳蕤。世无识者，未敢以为信然。

〔时珍曰〕苏颂注黄精，疑青粘是黄精，与此说不同。今考黄精、萎蕤性味功用大抵相近，而萎蕤之

萎蕤

功更胜。故青粘一名黄芝，与黄精同名；一名地节，与萎蕤同名。则二物虽通用亦可。

附方

服食法。二月、九月采萎蕤根，切碎一石，以水二石煮之，从旦至夕，以手挼烂，布囊榨取汁，熬稠。其渣晒为末，同熬至可丸，丸如鸡头子大。每服一丸，白汤下，日三服。导气脉，强筋骨，治中风湿毒，去面皱颜色，久服延年。(《瞿仙神隐书》)

赤眼涩痛。萎蕤、赤芍药、当归、黄连等分，煎汤熏洗。(《卫生家宝方》)

眼见黑花，赤痛昏暗。甘露汤：用萎蕤(焙)四两，每服二钱，水一盏，入薄荷二叶，生姜一片，蜜少许，同煎七分，卧时温服，日一服。(《圣济总录》)

小便卒淋。萎蕤一两，芭蕉根四两，水二大碗，煎一碗半，入滑石二钱，分三服。(《太平圣惠方》)

发热口干(小便涩)。用萎蕤五两，煎汁饮之。(《外台秘要》)

知 母

《本经》中品

释名 蚔母。〔时珍曰〕宿根之旁，初生子根，状如蚔虻之状，故谓之蚔母。

集解 〔《别录》曰〕知母生河内川谷，二月、八月采根曝干。

根

【气味】苦，寒，无毒。

【主治】消渴热中，除邪气，肢体浮肿，下水，补不足，益气。(《本经》)

疗伤寒久疟烦热，胁下邪气，膈中恶，及风汗内疸。多服令人泄。(《别录》)

心烦躁闷，骨热劳往来，产后蓐劳，肾气劳，憎寒虚烦。(甄权)

热劳传尸疰病，通小肠，消痰止嗽，润心肺，安心，止惊悸。(《大明》)

凉心去热，治阳明火热，泻膀

胱、肾经火，热厥头痛，下痢腰痛，喉中腥臭。（元素）

泻肺火，滋肾水，治命门相火有余。（好古）

安胎，止子烦，辟射工、溪毒。（时珍）

【发明】〔权曰〕知母治诸热劳，患人虚而口干者，加用之。

〔杲曰〕知母入足阳明、手太阴。其用有四：泻无根之肾火，疗有汗之骨蒸，止虚劳之热，滋化源之阴。仲景用此入白虎汤治不得眠者，烦躁也。烦出于肺，躁出于肾，君以石膏，佐以知母之苦寒，以清肾之源；缓以甘草、粳米，使不速下也。

〔时珍曰〕肾苦燥，宜食辛以润之。肺苦逆，宜食辛以泻之。知母之辛苦寒凉，下则润肾燥而滋阴，上则清肺金而泻火，乃二经气分药也。黄柏则是肾经血分药。故二药必相须而行，昔人譬之虾与水母，必相依附。

知母

妊娠子烦。因服药致胎气不安，烦不得卧者。知母一两，洗焙为末，枣肉丸弹子大。每服一丸，人参汤下。医者不识此病，作虚烦治，反损胎气。产科郑宗文得此方于陈藏器《本草拾遗》中，用之良验。（杨归厚《产乳集验方》）

紫癜风疾。醋磨知母擦之，日三次。（《卫生易简方》）

赤箭、天麻

《本经》上品

■ 释名 独摇芝、定风草、离母、合离草、神草、鬼督邮。〔时珍曰〕赤箭以状而名，独摇、定风以性异而名，离母、合离以根异而名，神草、鬼督邮以功而名。天麻即赤箭之根。

■ 集解 〔时珍曰〕《本经》止有赤箭，后人称为天麻。沈括《笔谈》云：《神农本草》明言赤箭采根。后人谓其茎如箭，疑当用茎，盖不然也。譬如鸢尾、牛膝，皆因茎叶相似，则用其根，何足疑哉？上品五芝之外，补益上药，赤箭为第一。世人惑于天麻之说，遂止用之治风，良可惜哉。沈公此说虽是，但根茎并皆可用。天麻子从茎中落下，俗名"还筒子"。其根曝干，肉色坚白，如羊角色，呼羊角天麻；蒸过黄皱如干瓜者，俗呼酱瓜天麻，皆可用者。一种形尖而空，薄如玄参状者，不堪用。

赤 箭

【气味】辛，温，无毒。

【主治】杀鬼精物，蛊毒恶气。久服益气力，长阴肥健，轻身增年。（《本经》）

消痈肿，下支满，寒疝下血。（《别录》）

天麻主诸风湿痹，四肢拘挛，小儿风痫惊气，利腰膝，强筋力。久服益气，轻身长年。（《开宝》）

助阳气，补五劳七伤，鬼疰，通血脉，开窍。服食无忌。（《大明》）

治风虚眩晕头痛。（元素）

【发明】〔时珍曰〕天麻乃肝经气分之药。《素问》云：诸风掉眩，皆属于肝。故天麻入厥阴之经而治诸病。按罗天益云：眼黑头旋，风虚内作，非天麻不能治。天麻乃定风草，故为治风之神药。今有久服

天麻药，遍身发出红丹者，是其祛风之验也。

〔宗奭曰〕天麻须别药相佐使，然后见其功，仍须加而用之。人或蜜渍为果，或蒸煮食，当深思则得矣。

附方

天麻丸。消风化痰，清利头目，宽胸利膈。治心忪烦闷，头晕欲倒，项急，肩背拘倦，神昏多睡。天麻半两，芎䓖二两，为末，炼蜜丸如芡子大。每食后嚼一丸，茶酒任下。（《普济方》）

赤箭、天麻

还筒子

【主治】定风补虚，功同天麻。（时珍）

附方

益气固精。补血黑发益寿，有奇效。还筒子半两，芡实半两，金银花二两，破故纸酒浸，春三、夏一、秋二、冬五日，焙，研末二两，各研末，蜜糊丸梧子大。每服五十丸，空心盐汤温酒任下。郑西泉所传方。（邓才《杂兴方》）

巴戟天

《本经》上品

释名 不凋草、三蔓草。〔时珍曰〕名义殊不可晓。

集解 〔《别录》曰〕巴戟天生巴郡及下邳山谷，二月、八月采根阴干。

〔弘景曰〕今亦用建平、宜都者，根状如牡丹而细，外赤内黑，用之打去心。

〔恭曰〕其苗俗名三蔓草。叶似茗，经冬不枯。根如连珠，宿根青色，嫩根白紫，用之亦同，以连珠多肉厚者为胜。

〔《大明》曰〕紫色如小念珠，有小孔子，坚硬难捣。

〔宗奭曰〕巴戟天本有心，干缩时偶自落，或抽去，故中心或空，非自有小孔也。今人欲要中间紫色，则多伪以大豆汁沃之，不可不察。

〔颂曰〕今江淮、河东州郡亦有，但不及蜀州者佳，多生山林内。内地生者，叶似麦门冬而厚大，至秋结实。今方家多以紫色为良。蜀人云：都无紫色者。采时或用黑豆同煮，欲其色紫，殊失气味，尤宜辨之。又有一种山葎根，正似巴戟，但色白。土人采得，以醋水煮之，乃以杂巴戟，莫能辨也。但击破视之，中紫而鲜洁者，伪也；其中虽紫，又有微白，糁有粉色，而理小暗者，真也。真巴戟嫩时亦白，干时亦煮治使紫，力劣弱耳。

根

【气味】辛、甘，微温，无毒。

【主治】大风邪气，阴痿不起，强筋骨，安五脏，补中增志益气。（《本经》）

疗头面游风，小腹及阴中相引痛，补五劳，益精，利男子。（《别录》）

治男子夜梦鬼交精泄，强阴下气，治风癞。（甄权）

【发明】〔好古曰〕巴戟天，肾经血分药也。

〔权曰〕病人虚损，加而用之。

〔宗奭曰〕有人嗜酒，日须五七杯，后患脚气甚危。或教以巴戟半两，糯米同炒，米微转色，去米不用，大黄一两，剉炒，同为末，熟蜜丸，温水服五七十丸，仍禁酒，遂愈。

巴戟天

术

《本经》上品

释名 山蓟、山姜。〔时珍曰〕按《六书》本义，术字篆文，像其根干枝叶之形。

集解 〔时珍曰〕苍术，山蓟也，处处山中有之。苗高二三尺，其叶抱茎而生，梢间叶似棠梨叶，其脚下叶有三五叉，皆有锯齿小刺。根如老姜之状，苍黑色，肉白有油膏。白术，桴蓟也，吴越有之。人多取根栽莳，一年即稠。嫩苗可茹，叶稍大而有毛。根如指大，状如鼓槌，亦有大如拳者。彼人剖开曝干，谓之削术，亦曰片术。陈自良言白而肥者，是浙术；瘦而黄者，是幕阜山所出，其力劣。昔人用术不分赤白。自宋以来，始言苍术苦辛气烈，白术苦甘气和，各自施用，亦颇有理。并以秋采者佳，春采者虚软易坏。嵇含《南方草木状》云：药有乞

力伽，即术也。濒海所产，一根有至数斤者，采饵尤良。

术

术，白术也。

【气味】甘，温，无毒。

【主治】风寒湿痹，死肌痉疸，止汗除热消食。（《本经》）

主大风在身面，风眩头痛，目泪出，消痰水，逐皮间风水结肿，除心下急满，霍乱吐下不止，利腰脐间血，益津液，暖胃消谷嗜食。

（《别录》）

治心腹胀满，腹中冷痛，胃虚下利，多年气痢，除寒热，止呕逆。（甄权）

反胃，利小便，主五劳七伤，补腰膝，长肌肉，治冷气，痃癖气块，妇人冷癥瘕。（《大明》）

除湿益气，和中补阳，消痰逐水，生津止渴，止泻痢，消足胫湿肿，除胃中热、肌热。得枳实，消痞满气分。佐黄芩，安胎清热。（元素）

理胃益脾，补肝风虚，主舌本强，食则呕，胃脘痛。身体重，心下急痛，心下水痞。冲脉为病，逆气里急，脐腹痛。（好古）

【发明】〔好古曰〕本草无苍白术之名。近世多用白术，治皮间风，止汗消痞，补胃和中，利腰脐间血，通水道。上而皮毛，中而心胃，下而腰脐，在气主气，在血主血，无汗则发，有汗则止，与黄耆同功。

〔元素曰〕白术除湿益燥，和中补气。其用有九：温中，一也；去脾胃中湿，二也；除胃中热，三也；强脾胃，进饮食，四也；和脾胃，生津液，五也；止肌热，六也；治四肢困倦，嗜卧，目不能开，不

术

思饮食，七也；止渴，八也；安胎，九也。凡中焦不受湿不能下利，必须白术以逐水益脾。非白术不能去湿，非枳实不能消痞，故枳术丸以之为君。

〔机曰〕脾恶湿，湿胜则气不得施化，津何由生？故曰膀胱者津液之府，气化则能出焉。用白术以除其湿，则气得周流而津液生矣。

附方

胸膈烦闷。白术末，水服方寸匕。（《千金方》）

中风口噤（不知人事）。白术四两，酒三升，煮取一升，顿服。（《千金方》）

湿气作痛。白术切片，煎汁熬膏，白汤点服。（《集简方》）

牙齿日长（渐至难食）。白术煎汤，漱服取效，即愈也。（张锐《鸡峰备急良方》）

苍术

【气味】苦、温，无毒。

【主治】风寒湿痹，死肌痉疸。作煎饵久服，轻身延年不饥。（《本经》）

主头痛，消痰水，逐皮间风水结肿，除心下急满及霍乱吐下不止，暖胃消谷嗜食。（《别录》）

明目，暖水脏。（刘完素）

除湿发汗，健胃安脾，治痿要药。（李杲）

散风益气，总解诸郁。（震亨）

治湿痰留饮或挟瘀血成窠囊，及脾湿下流，浊沥带下，滑泻肠风。（时珍）

【发明】〔宗奭曰〕苍术气味辛烈，白术微辛苦而不烈。古方及《本经》止言术，未分苍、白。只缘陶隐居言有两种，自此人多贵白者，往往将苍术置而不用。如古方平胃散之类，苍术为最要药，功效尤速。殊不详本草原无白术之名。

〔杲曰〕本草但言术，不分苍、白。而苍术别有雄壮上行之气，能除湿，下安太阴，使邪气不传入脾

小儿癖疾。苍术四两，为末，羊肝一具，竹刀批开，撒术末线缚，入砂锅煮熟，捣作丸服。（《生生编》）

补虚明目，健骨和血。苍术（泔浸）四两，熟地黄（焙）二两，为末，酒糊丸梧子大。每温酒下三五十丸，日三服。（《普济方》）

婴儿目涩（不开，或出血）。苍术二钱，入猪胆中扎煮。将药气熏眼后，更嚼取汁与服妙。（《幼幼新书》）

也。以其经泔浸火炒，故能出汗，与白术止汗特异，用者不可以此代彼。盖有止发之殊，其余主治则同。

〔元素曰〕苍术与白术主治同，但比白术气重而体沉，若除上湿发汗，功最大；若补中焦，除脾胃湿，力少不如白术。腹中窄狭者，须用之。

苗

【主治】作饮甚香，去水。（弘景）

亦止自汗。

狗 脊

释名 强脊、扶筋、百枝、狗青。〔时珍曰〕强脊、扶筋，以功名也。

集解 〔时珍曰〕狗脊有二种：一种根黑色，如狗脊骨；一种有金黄毛，如狗形，皆可入药。

根

【气味】苦，平，无毒。

【主治】腰背强，关机缓急，周痹寒湿膝痛，颇利老人。（《本经》）

疗失溺不节，男女脚弱腰痛，风邪淋露，少气目暗，坚脊利俯仰，女子伤中关节重。（《别录》）

男子女人毒风软脚，肾气虚弱，续筋骨，补益男子。（甄权）

强肝肾，健骨，治风虚。（时珍）

附方

固精强骨。金毛狗脊、远志肉、白茯神、当归身等分，为末，炼蜜丸梧子大。每酒服五十丸。（《集简方》）

狗脊

马 勃

释名 马疕、灰菰、牛屎菰。

集解 〔《别录》曰〕马勃生园中久腐处。

〔弘景曰〕俗呼马勃是也。紫色虚软，状如狗肺，弹之粉出。

〔宗奭曰〕生湿地及腐木上，夏秋采之。有大如斗者，小亦如升杓。韩退之所谓牛溲、马勃，俱收并蓄者是也。

【气味】辛，平，无毒。

【主治】恶疮马疥。（《别录》）

敷诸疮甚良。（弘景）

去膜，以蜜拌揉，少以水调呷，治喉痹咽疼。（宗奭）

清肺散血，解热毒。（时珍）

【发明】〔时珍曰〕马勃轻虚，上焦肺经药也。故能清肺热、咳嗽、喉痹、衄血、失音诸病。李东垣治大头病，咽喉不利，普济消毒饮亦用之。

马勃

附方

咽喉肿痛（咽物不得）。马勃一分，蛇退皮一条烧，细研为末。绵裹一钱，含咽立瘥。（《圣惠方》）

声失不出。马勃、马牙消等分，研末，砂糖和丸芡子大。噙之。（《摘玄方》）

久嗽不止。马勃为末，蜜丸梧子大。每服二十丸，白汤下，即愈。（《普济方》）

鱼骨哽咽。马勃末，蜜丸弹子大。噙咽。（《圣济录》）

斑疮入眼。马勃、蛇皮各五钱，皂角子十四个，为末，入罐内，盐泥固济，烧存性，研。每温酒服一钱。（阎孝忠《集效方》）

远　志

《本经》上品

▌释名 苗名小草、细草、棘菀。〔时珍曰〕此草服之能益智强志，故有远志之称。

▌集解 〔时珍曰〕远志有大叶、小叶二种，大叶者花红。

根

【气味】苦，温，无毒。

【主治】咳逆伤中，补不足，除邪气，利九窍，益智慧，耳目聪明，不忘，强志倍力。久服轻身不老。（《本经》）

利丈夫，定心气，止惊悸，益精，去心下膈气，皮肤中热，面目黄。（《别录》）

治健忘，安魂魄，令人不迷，坚壮阳道。（甄权）

长肌肉，助筋骨，妇人血噤失音，小儿客忤。（《日华》）

治一切痈疽。（时珍）

 叶

【主治】益精补阴气，止虚损梦泄。（《别录》）

【发明】〔好古曰〕远志，肾经气分药也。

〔时珍曰〕远志入足少阴肾经，非心经药也。其功专于强志益精，治善忘。盖精与志，皆肾经之所藏也。肾精不足，则志气衰，不能上通于心，故迷惑善忘。

附方

喉痹作痛。远志肉为末，吹之，涎出为度。（《直指方》）

一切痈疽。远志酒：用远志不以多少，米泔浸洗，捶去心，为末。每服三钱，温酒一盏调，澄少顷，饮其清，以滓敷患处。（《三因方》）

肉苁蓉

《本经》上品

释名 肉松容。〔时珍曰〕此物补而不峻，故有从容之号。

集解〔弘景曰〕代郡雁门属并州，多马处便有之，言是野马精落地所生。生时似肉，以作羊肉羹补虚乏极佳，亦可生啖，芮芮河南间至多。今第一出陇西，形扁广，柔润多花而味甘。次出北国者，形短而少花。巴东建平间亦有，而不嘉也。

【气味】甘，微温，无毒。

【主治】五劳七伤，补中，除茎中寒热痛，养五脏，强阴，益精气，多子，妇人癥瘕，久服轻身。（《本经》）

除膀胱邪气腰痛，止痢。（《别录》）

益髓，悦颜色，延年，大补壮阳，日御过倍，治女人血崩。（甄权）

男子绝阳不兴，女子绝阴不产，润五脏，长肌肉，暖腰膝，男子泄精尿血遗沥，女子带下阴痛。（《大明》）

【发明】〔好古曰〕命门相火不

肉苁蓉

〔宗奭曰〕洗去黑汁，气味皆尽矣。然嫩者方可作羹，老者味苦。入药少则不效。

足者，以此补之，乃肾经血分药也。凡服苁蓉以治肾，必妨心。

〔震亨曰〕峻补精血。骤用，反动大便滑也。

〔藏器曰〕强筋健髓，以苁蓉、鳝鱼二味为末，黄精汁丸服之，力可十倍。此说出《干宁记》。

〔颂曰〕西人多用作食。只刮去鳞甲，以酒浸洗去黑汁，薄切，合山芋、羊肉作羹，极美好，益人，胜服补药。

上卷 图文全解《本草纲目》

附方

补益劳伤（精败面黑）。用苁蓉四两，水煮令烂，薄切细研精羊肉，分为四度，下五味，以米煮粥空心食。（《药性论》）

肾虚白浊。肉苁蓉、鹿茸、山药、白茯苓等分，为末，米糊丸梧子大，每枣汤下三十丸。（《圣济总录》）

汗多便秘（老人虚人皆可用）。肉苁蓉（酒浸，焙）二两，研沉香末一两，为末，麻子仁汁打糊，丸梧子大。每服七十丸，白汤下。（《济生方》）

破伤风病。口噤身强。肉苁蓉切片晒干，用一小盏，底上穿定，烧烟于疮上熏之，累效。（《卫生总微》）

淫羊藿

《本经》中品

释名 仙灵脾、放杖草、弃杖草、千两金、干鸡筋、黄连祖、三枝九叶草。〔弘景曰〕服之使人好为阴阳。西川北部有淫羊，一日百遍合，盖食此藿所致，故名淫羊藿。

集解〔颂曰〕江东、陕西、泰山、汉中、湖湘间皆有之。茎如粟秆。叶青似杏，叶上有刺。根紫色有须。四月开白花，亦有紫花者。碎小独头子。五月采叶晒干。湖湘出者，叶如小豆，枝茎紧细，经冬不凋，根似黄连。关中呼为三枝九叶草。苗高一二尺许，根叶俱堪用。《蜀本草》言生处不闻水声者良。

〔时珍曰〕生大山中。一根数茎，茎粗如线，高一二尺。一茎三桠，一桠三叶。叶长二三寸，如杏叶及豆藿，面光背淡，甚薄而细齿，有微刺。

根 叶

【气味】辛，寒，无毒。

【主治】阴痿绝伤，茎中痛，利小便，益气力，强志。（《本经》）

坚筋骨，消瘰疬赤痈，下部有疮，洗出虫。丈夫久服，令人无子。（《别录》）

丈夫绝阳无子，女人绝阴无子，老人昏耄，中年健忘，一切冷风劳气，筋骨挛急，四肢不仁，补

淫羊藿

腰膝，强心力。（《大明》）

【发明】〔时珍曰〕淫羊藿味甘气香，性温不寒，能益精气，乃手足阳明、三焦、命门药也，真阳不足者宜之。

附方

仙灵脾酒。益丈夫兴阳，理腰膝冷。用淫羊藿一斤，酒一斗，浸三日，逐时饮之。（《食医心镜》）

三焦咳嗽（腹满不饮食，气不顺）。仙灵脾、覆盆子、五味子（炒）各一两，为末，炼蜜丸梧子大，每姜茶下二十丸。（《圣济录》）

病后青盲（日近者可治）。仙灵脾一两，淡豆豉一百粒，水一碗半，煎一碗，顿服即瘳。（《百一选方》）

小儿雀目。仙灵脾根、晚蚕蛾各半两，炙甘草、射干各二钱半，为末。用羊子肝一枚，切开掺药二钱，扎定，以黑豆一合，米泔一盏，煮熟，分二次食，以汁送之。（《普济方》）

痘疹入目。仙灵脾、威灵仙等分，为末。每服五分，米汤下。（《痘疹便览》）

仙茅

■释名 独茅、茅爪子、婆罗门参。〔珣曰〕其叶似茅，久服轻身，故名仙茅。

■集解 〔时珍曰〕处处大山中有之。人唯取梅岭者用，而会典成都岁贡仙茅二十一斤。

【气味】辛，温，有毒。

【主治】心腹冷气不能食，腰脚风冷挛痹不能行，丈夫虚劳，老人失溺无子，益阳道。久服通神强记，助筋骨，益肌肤，长精神，明目。（《开宝》）

治一切风气，补暖腰脚，清安五脏。久服轻身，益颜色。丈夫五劳七伤，明耳目，填骨髓。（李珣）

开胃消食下气，益房事不倦。（《大明》）

【发明】〔颂曰〕五代伪唐筠州刺史王颜著《续传信方》，因国书编录西域婆罗门僧服仙茅方，当时盛行。云五劳七伤，明目益筋力，宣而复补。云十斤乳石不及一斤仙茅，表其功力也。本西域道人所传。开元元年婆罗门僧进此药，明皇服之有效，当时禁方不传。天宝之乱，方书流散，上都僧不空三藏始得此方，传与司徒李勉、尚书路嗣恭、

仙茅

给事齐杭、仆射张建封服之，皆得力。路公久服金石无效，得此药，其益百倍。齐给事守缙云曰，少气力，风疹继作，服之遂愈。八九月采得，竹刀刮去黑皮，切如豆粒，米泔浸两宿，阴干捣筛，熟蜜丸梧子大，每旦空心酒饮任便下二十丸。忌铁器，禁食牛乳及黑牛肉，大减药力。

〔机曰〕五台山有仙茅，患大风者，服之多瘥。

〔时珍曰〕按许真君书云：仙茅久服长生。其味甘能养肉，辛能养节，苦能养气，咸能养骨，滑能养肤，酸能养筋，宜和苦酒服之，

必效也。又范成大《虞衡志》云：广西英州多仙茅，其羊食之，举体悉化为筋，不复有血肉，食之补人，名乳羊。沈括《笔谈》云：夏文庄公禀赋异于人，但睡则身冷如逝者，既觉须令人温之，良久乃能动。常服仙茅、钟乳、硫黄，莫知纪极。观此则仙茅盖亦性热，补三焦命门之药也，唯阳弱精寒、禀赋素怯者宜之。若体壮相火炽盛者服之，反能动火。按张果《医说》云：一人中仙茅毒，舌胀出口，渐大与肩齐。因以小刀劙之，随破随合，劙至百数，始有血一点出，曰可救矣。煮大黄、朴硝与服，以药掺之，应时消缩。此皆火盛性淫之人过服之害也。弘治间，东海张弼梅岭仙茅诗，有使君昨日才持去，今日人来乞墓铭之句。皆不知服食之理，唯借药纵恣以速其生者，于仙茅何尤？

仙茅丸。壮筋骨，益精神，明目，黑髭须。仙茅二斤，糯米泔浸五日，去赤水，夏月浸三日，铜刀刮剉阴干，取一斤；苍术二斤，米泔浸五日，刮皮焙干，取一斤；枸杞子一斤；车前子十二两；白茯苓（去皮）、茴香（炒）、柏子仁（去壳）各八两；生地黄（焙）、熟地黄（焙）各四两；为末，酒煮糊丸如梧子大。每服五十丸，食前温酒下，日二服。（《圣济总录》）

定喘下气（补心肾）。神秘散：用白仙茅半两，米泔浸三宿，晒炒；团参二钱半；阿胶一两半，炒；鸡腽胫一两，烧；为末。每服二钱，糯米饮空心下，日二。（《三因方》）

玄　参

《本经》中品

释名　黑参。〔时珍曰〕玄，黑色也。〔弘景曰〕其茎微似人参，故得参名。

集解　〔时珍曰〕今用玄参，正如苏颂所说。其根有腥气，宿根多地蚕食之，故其中空。花有紫、白二种。

根

【气味】苦，微寒，无毒。

【主治】腹中寒热积聚，女子产乳余疾，补肾气，令人明目。（《本经》）

热风头痛，伤寒劳复，治暴结热，散瘤瘰瘰疬。（甄权）

治游风，补劳损，心惊烦躁，骨蒸传尸邪气，止健忘，消肿毒。（《大明》）

滋阴降火，解斑毒，利咽喉，通小便血滞。（时珍）

【发明】〔时珍曰〕肾水受伤，真阴失守，孤阳无根，发为火病，法宜壮水以制火，故玄参与地黄同功。其消瘰疬亦是散火，刘守真言结核是火病。

附方

发斑咽痛。玄参升麻汤：用玄参、升麻、甘草各半两，水三盏，煎一盏半，温服。（《南阳活人书》）

小肠疝气。黑参㕮咀，炒，为丸。每服一钱半，空心酒服，出汗即效。〔孙天仁《集效方》〕

鼻中生疮。玄参末涂之。或以水浸软塞之。（《卫生易简方》）

玄参

地 榆

《本经》中品

■释名 玉豉、酸赭。〔时珍曰〕按《外丹方》言：地榆一名酸赭，其味酸、其色赭故也。

■集解〔弘景曰〕其根亦入酿酒。道方烧作灰，能烂石，故煮石方用之。其叶山人乏茗时，采作饮亦好，又可煠茹。

根

【气味】苦，微寒，无毒。

【主治】妇人乳产痓痛七伤，

带下五漏，止痛止汗，除恶肉，疗金疮。（《本经》）

止脓血，诸瘘恶疮热疮，补绝伤，产后内塞，可作金疮膏，消酒，除渴，明目。（《别录》）

【发明】〔宗奭曰〕其性沉寒，入下焦。若热血痢则可用。若虚寒人及水泻白痢，即未可轻使。

〔时珍曰〕地榆除下焦热，治大小便血证。止血取上截切片炒用。其梢则能行血，不可不知。

【主治】作饮代茶，甚解热。（苏恭）

地榆

滓，再煎如稠饧，绞滤，空腹服三合，日再服。（崔元亮《海上方》）

久病肠风（痛痒不止）。地榆五钱，苍术一两，水二钟，煎一钟，空心服，日一服。（《活法机要》）

下血不止（二十年者）。取地榆、鼠尾草各二两。水二升，煮一升，顿服。若不断，以水渍屋尘饮一小杯投之。（《肘后方》）

小儿湿疮。地榆煮浓汁，日洗二次。（《千金方》）

小儿面疮（焮赤肿痛）。地榆八两，水一斗，煎五升，温洗之。（《卫生总微方》）

附方

男女吐血。地榆三两，米醋一升，煮十余沸，去滓，食前稍热服一合。（《圣惠方》）

妇人漏下。赤白不止，令人黄瘦。方同上。

血痢不止。地榆晒研，每服二钱，掺在羊血上，炙熟食之，以捻头煎汤送下。一方：以地榆煮汁似饧，每服三合。（《圣济》）

赤白下痢（骨立者）。地榆一斤，水三升，煮一升半，去

丹 参

《本经》上品

释名 赤参、山参、奔马草。〔时珍曰〕五参五色配五脏。故人参入脾曰黄参，沙参入肺曰白参，玄参入肾曰黑参，牡蒙入肝曰紫参，丹参入心曰赤参。

集解〔时珍曰〕处处山中有之。一枝五叶，叶如野苏而尖，青色皱毛。小花成穗如蛾形，中有细子。其根皮丹而肉紫。

【气味】苦，微寒，无毒。

【主治】心腹邪气，肠鸣幽幽如走水，寒热积聚，破癥除瘕，止烦满，益气。（《本经》）

养血，去心腹痼疾结气，腰脊强脚痹，除风邪留热。久服利人。（《别录》）

渍酒饮，疗风痹足软。（弘景）

主中恶及百邪鬼魅，腹痛气作，声音鸣吼，能定精。（甄权）

养神定志，治冷热劳，骨节疼痛，四肢不遂，头痛赤眼，热温狂闷，破宿血，生新血，安生胎，落死胎，止血崩带下，调妇人经脉不匀，血邪心烦，恶疮疥癣，瘿赘肿毒丹毒，排脓止痛，生肌长肉。（《大明》）

活血，通心包络，治疝痛。（时珍）

丹参

【发明】〔时珍曰〕丹参色赤味苦，气平而降，阴中之阳也。入手少阴、厥阴之经，心与包络血分药也。按《妇人明理论》云：四物汤治妇人病，不问产前产后，经水多少，皆可通用。唯一味丹参散，主治与之相同。盖丹参能破宿血、补新血，安生胎、落死胎，止崩中带下，调经脉，其功大类当归、地黄、芎䓖、芍药故也。

附方

丹参散。治妇人经脉不调，产前胎不安，产后恶血不下，兼治冷热劳，腰脊痛，骨节烦疼。用丹参洗净，切晒为末。每服二钱，温酒调下。（《妇人明理方》）

寒疝腹痛。以丹参一两为末。每服二钱，热酒调下。（《圣惠方》）

热油火灼。丹参八两，以水微调，取羊脂二斤，煎三上三下，以涂疮上。（《肘后方》）

紫草

释名 紫丹、紫芺（音祅）、茈莫（音紫戾）、藐（音邈）、地血、鸦衔草。〔时珍曰〕此草花紫根紫，可以染紫，故名。《尔雅》作茈草。瑶、侗人呼为鸦衔草。

集解 〔《别录》曰〕紫草生砀山山谷及楚地，三月采根阴干。

〔弘景曰〕今出襄阳，多从南阳新野来，彼人种之，即是今染紫者，方药都不复用。《博物志》云：平氏阳山紫草特好，魏国者染色殊黑，比年东山亦种之，色小浅于北者。

〔恭曰〕所在皆有，人家或种之。苗似兰香，茎赤节青，二月开花紫白色，结实白色，秋月熟。

〔时珍曰〕种紫草，三月逐垄下子，九月子熟时刈草，春社前后采根阴干，其根头有白毛如茸。未花时采，则根色鲜明；花过时采，则根色黯恶。采时以石压扁曝干。收时忌人溺及驴马粪并烟气，皆令草黄色。

根

【气味】苦，寒，无毒。

【主治】心腹邪气，五疸，补中益气，利九窍，通水道。（《本经》）

疗肿胀满痛。以合膏，疗小儿疮，及面皶。（《别录》）

治恶疮㾬癣。（甄权）

治斑疹痘毒，活血凉血，利大肠。（时珍）

【发明】〔颂曰〕紫草古方稀用。今医家多用治伤寒时疾发疮疹不出者，以此作药，使其发出。韦宙《独行方》，治豌豆疮，煮紫草汤饮，后人相承用之，其效尤速。

〔时珍曰〕紫草味甘咸而气寒，入心包络及肝经血分。其功长于凉血活血，利大小肠。故痘疹欲出未出、血热毒盛、大便闭涩者，宜用之。已出而紫黑便闭者，亦可用。若已出而红活，及白陷大便利者，切宜忌之。故杨士瀛《直指方》云：紫草治痘，能导大便，使发出亦轻。得木香、白术佐之，尤为有益。又曾世荣《活幼心书》云：紫草性寒，小儿脾气实者犹可用，脾气虚者反能作泻。古方唯用茸，取其初得阳气，以类触类，所以用发痘疮。今人不达此理，一概用之，非矣。

紫草

消解痘毒。紫草一钱，陈皮五分，葱白三寸，新汲水煎服。（《直指方》）

婴童疹痘（三四日，隐隐将出未出，色赤便闭者）。紫草二两剉，以百沸汤一盏泡，封勿泄气，待温时服半合，则疮虽出亦轻。大便利者勿用。煎服亦可。（《经验后方》）

痘毒黑疔。紫草三钱，雄黄一钱，为末，以胭脂汁调，银簪挑破，点之极妙。（《集简方》）

小儿白秃。紫草煎汁涂之。（《圣惠方》）

痈疽便闭。紫草、瓜蒌实等分，新水煎服。（《直指方》）

小便卒淋。紫草一两，为散，每食前用井华水服二钱。（《圣惠方》）

产后淋沥。方同上。（《产宝》）

恶虫咬人。紫草煎油涂之。（《圣惠方》）

火黄身热。午后却凉（身有赤豆或黑点者，不可治）。宜烙手足心、背心、百会、下廉。内

服紫草汤：紫草、吴蓝一两，木香、黄连各半两，粗捣筛，每服五匕，水煎服。（《三十六黄方》）

白头翁

《本经》上品

释名 野丈人、胡王使者、奈何草。〔弘景曰〕处处有之。近根处有白茸，状似白头老翁，故以为名。〔时珍曰〕丈人、胡使、奈何，皆状老翁之意。

集解 〔《别录》曰〕白头翁生高山山谷及田野，四月采。

〔宗奭曰〕白头翁生河南洛阳界，其新安山野中屡尝见之，正如苏恭所说。至今本处山中及人卖白头翁丸，言服之寿考，又失古人命名之义。陶氏所说，失于不审，宜其排叱也。

〔机曰〕寇宗奭以苏恭为是，苏颂以陶说为是。大抵此物用根，命名取象，当准苏颂《图经》，而恭说恐别是一物也。

【气味】 苦，温，无毒。

【主治】 温疟狂易寒热，癥瘕积聚瘿气，逐血止腹痛，疗金疮。（《本经》）

鼻衄。（《别录》）

止毒痢。（弘景）

赤痢腹痛，齿痛，百节骨痛，项下瘤疬。（甄权）

一切风气，暖腰膝，明目消赘。（《大明》）

【发明】 〔颂曰〕俗医合补下药甚验，亦冲人。

〔杲曰〕气厚味薄，可升可降，阴中阳也。张仲景治热痢下重，用白头翁汤主之。盖肾欲坚，急食苦以坚之。痢则下焦虚，故以纯苦之剂坚之。男子阴疝偏坠，小儿头秃膻腥，鼻衄无此不效，毒痢有此获功。

白头翁

〔吴绶曰〕热毒下痢紫血鲜血者宜之。

 花

【主治】疟疾寒热，白秃头疮。（时珍）

附方

白头翁汤。治热痢下重。用白头翁二两，黄连、黄柏、秦皮各三两，水七升，煮二升，每服一升，不愈更服。妇人产后痢虚极者，加甘草、阿胶各二两。（仲景《金匮玉函方》）

阴癫偏肿。白头翁根（生者）不限多少，捣敷肿处。一宿当作疮，二十日愈。（《外台秘要》）

外痔肿痛。白头翁草，一名野丈人，以根捣涂之，逐血止痛。（《卫生易简方》）

白 及

《本经》下品

释名 连及草、甘根、白给。〔时珍曰〕其根白色，连及而生，故曰白及。

集解 〔弘景曰〕近道处处有之。叶似杜若，根形似菱米，节间有毛。方用亦稀，可以作糊。

〔保昇曰〕今出申州。叶似初生棕苗叶及藜芦。三四月抽出一苔，开紫花。七月实熟，黄黑色。冬凋。根似菱，有三角，白色，角头生芽。八月采根用。

 根

【气味】苦，平，无毒。

【主治】痈肿恶疮败疽，伤阴死肌，胃中邪气，贼风鬼击，痱缓不收。（《本经》）

除白癣疥虫。结热不消，阴下痿，面上皯疱，令人肌滑。（甄权）

止惊邪血邪血痢，痫疾风痹，赤眼癥结，温热疟疾，发背瘰疬，肠风痔瘘，扑损，刀箭疮，汤火疮，生肌止痛。（《大明》）

止肺血。（李杲）

【发明】〔颂曰〕今医家治金疮不瘥及痈疽方多用之。

〔震亨曰〕凡吐血不止，宜加白及。

〔时珍曰〕白及性涩而收，得

秋金之令，故能入肺止血，生肌治疮也。按洪迈《夷坚志》云：台州狱吏悯一大囚。囚感之，因言：吾七次犯死罪，遭讯拷，肺皆损伤，至于呕血。人传一方，只用白及为末，米饮日服，其效如神。后其囚凌迟，刽者剖其胸，见肺间窍穴数十处，皆白及填补，色犹不变也。洪贯之闻其说，赴任洋州，一卒忽苦咯血甚危，用此救之，一日即止也。

白及

附方

鼻衄不止。津调白及末，涂山根上，仍以水服一钱，立止。（《经验方》）

心气疼痛。白及、石榴皮各二钱，为末，炼蜜丸黄豆大。每服三丸，艾醋汤下。（《生生编》）

重舌鹅口。白及末，乳汁调涂足心。（《圣惠方》）

妇人阴脱。白及、川乌头等分，为末，绢裹一钱纳阴中，入三寸，腹内热即止，日用一次。（《广济方》）

疔疮肿毒。白及末半钱，以水澄之，去水，摊于厚纸上贴之。（《袖珍方》）

黄 连

《本经》上品

释名 王连、支连。〔时珍曰〕其根连珠而色黄，故名。

集解 〔时珍曰〕黄连，汉末李当之《本草》唯取蜀郡黄肥而坚者为善。唐时以澧州者为胜。今虽吴、蜀皆有，唯以雅州、眉州者为良。药物之兴废不同如此。大抵有二种：一种根粗无毛有珠，如鹰鸡爪形而坚实，色深黄；一种无珠多毛而中虚，黄色稍淡。各有所宜。

【气味】苦，寒，无毒。

【主治】热气，目痛眦伤泣出，明目，肠澼腹痛下痢，妇人阴中肿痛。久服令人不忘。（《本经》）

主五脏冷热，久下泄澼脓血，止消渴大惊，除水利骨，调胃厚肠益胆，疗口疮。（《别录》）

治五劳七伤，益气，止心腹痛，惊悸烦躁，润心肺，长肉止血，天行热疾，止盗汗并疮疥。猪肚蒸为丸，治小儿疳气，杀虫。（《大明》）

治郁热在中，烦躁恶心，兀兀欲吐，心下痞满。（元素）

主心病逆而盛，心积伏梁。（好古）

去心窍恶血，解服药过剂烦闷及巴豆、轻粉毒。（时珍）

【发明】〔杲曰〕诸痛痒疮疡，皆属心火。凡诸疮宜以黄连、当归为君，甘草、黄芩为佐。凡眼暴发赤肿，痛不可忍者，宜黄连、当归以酒浸煎之。宿食不消，心下痞满者，须用黄连、枳实。

〔弘景曰〕俗方多用黄连治痢及渴，道方服食长生。

〔慎微曰〕刘宋王微黄连赞云：黄连味苦，左右相因。断凉涤暑，

黄连

阐命轻身。缙云昔御，飞跸上旻。不行而至，吾闻其人。又梁江淹黄连颂云：黄连上草，丹砂之次。御孽辟妖，长灵久视。骖龙行天，驯马匹地。鸿飞以仪，顺道则利。

〔时珍曰〕《本经》《别录》并无黄连久服长生之说，唯陶弘景言道方久服长生。《神仙传》载封君达、黑穴公，并服黄连五十年得仙。窃谓黄连大苦大寒之药，用之降火燥湿，中病即当止。岂可久服，使肃杀之令常行，而伐其生发冲和之气乎？《素问》载岐伯言：五味入胃，各归所喜攻。久而增气，物化之常也。气增而久，夭之由也。王冰注云：酸入肝为温，苦入心为热，辛入肺为清，咸入肾为寒，甘入脾为至阴而四气兼之，皆增其味而益其气，故各从本脏之气为用。所以久服黄连、苦参反热，从火化也。余味皆然。久则脏气偏

胜，即有偏绝，则有暴夭之道。是以绝粒肥饵之人不暴亡者，无五味偏助也。

消渴尿多。用黄连末，蜜丸梧子大。每服三十九，白汤下。(《时后方》)

小儿下痢（赤白多时，体弱不堪）。以宣连用水浓煎，和蜜，日服五六次。(《子母秘录》)

热毒血痢。宜黄连一两，水二升，煮取半升，露一宿，空腹热服，少卧将息，一二日即止。(《千金方》)

鸡冠痔疾。黄连末敷之。加赤小豆末尤良。(《斗门方》)

痢痔脱肛。冷水调黄连末涂之，良。(《经验良方》)

牙痛恶热。黄连末掺之，立止。(李楼《奇方》)

口舌生疮。用黄连煎酒，时含呷之。赴筵散：用黄连、干姜等分，为末掺之。(《肘后方》)

三 七

《纲目》

释名 山漆、金不换。〔时珍曰〕彼人言其味左三右四，故名三七，盖恐不然。或云本名山漆，谓其能合金疮，如漆黏物也，此说近之。金不换，贵重之称也。

集解 〔时珍曰〕生广西南丹诸州番峒深山中，采根曝干，黄黑色。团结者，状略似白及；长者如老干地黄，有节。

【气味】甘、微苦，温，无毒。

【主治】止血散血定痛，金刃箭伤跌扑杖疮血出不止者，嚼烂涂，或为末掺之，其血即止。亦主吐血衄血，下血血痢，崩中经水不止，产后恶血不下，血运血痛，赤目痈

三七

肿，虚咬蛇伤诸病。（时珍）

【发明】〔时珍曰〕此药近时始出，南人军中用为金疮要药，云有奇功。又云：凡杖扑伤损，瘀血淋漓者，随即嚼烂，罨之即止，青肿者即消散。若受杖时，先服一二钱，则血不冲心，杖后尤宜服之，产后服亦良。大抵此药气温、味甘微苦，乃阳明、厥阴血分之药，故能治一切血病，与麒麟竭、紫矿相同。

叶

【主治】折伤跌扑出血，敷之即止，青肿经夜即散，余功同根。（时珍）

附方

吐血衄血。山漆一钱，自嚼米汤送下。或以五分，加入八核汤。（《濒湖集简方》）

大肠下血。三七研末，同淡白酒调一二钱服，三服可愈。加五分入四物汤，亦可。（同上）

产后血多。山漆研末，米汤服一钱。（同上）

男妇赤眼。十分重者，以山漆根磨汁涂四围甚妙。（同上）

无名痈肿（疼痛不止）。山漆磨米醋调涂即散。已破者，研末干涂。

胡 黄 连

宋《开宝》

释名 割孤露泽。〔时珍曰〕其性味功用似黄连。故名。割孤露泽，胡语也。

集解 〔恭曰〕胡黄连出波斯国，生海畔陆地。

〔颂曰〕今南海及秦陇间亦有之。初生似芦，干则似杨柳枯枝，心黑外黄，不拘时月收采。

〔承曰〕折之尘出如烟者，乃为真也。

根

【气味】苦，平，无毒。

【主治】补肝胆，明目，治骨蒸劳热三消，五心烦热，妇人胎蒸虚惊，冷热泄痢，五痔，厚肠胃，益颜色。浸人乳汁，点目甚良。（苏恭）

治久痢成疳，小儿惊痫寒热不下食，霍乱下痢，伤寒咳嗽温疟，理腰肾，去阴汗。（《开宝》）

附方

五心烦热。胡黄连末，米饮服一钱。（《易简方》）

小儿自汗盗汗，潮热往来。

胡黄连、柴胡等分，为末，蜜丸茨子大。每用一二丸，水化开，入酒少许，重汤煮一二十沸，温服。（《保幼大全》）

黄 芩

《本经》中品

释名 腐肠、妒妇。〔时珍曰〕芩《说文》作荃，谓其色黄也。或云芩者黔也，黔乃黄黑之色也。宿芩乃旧根，多中空，外黄内黑，即今所谓片芩，故又有腐肠、妒妇诸名。妒妇心黯，故以比之。

集解 〔《别录》曰〕黄芩生秭归川谷及冤句，三月三日采根阴干。

根

【气味】苦，平，无毒。

【主治】凉心，治肺中湿热，泻肺火上逆，疗上热，目中肿赤，瘀血壅盛，上部积血，补膀胱寒水，安胎，养阴退阳。（元素）

治风热湿热头疼，奔豚热痛，火咳肺痿喉腥，诸失血。（时珍）

【发明】〔元素曰〕黄芩之用有九：泻肺热，一也；上焦皮肤风热风湿，二也；去诸热，三也；利胸中气，四也；消痰膈，五也；除脾经诸湿，六也；夏月须用，七也；妇人产后养阴退阳，八也；安胎，九也。

附方

三补丸。治上焦积热，泻五脏火。黄芩、黄连、黄柏等分，为末，蒸饼丸梧子大，每白汤下二三十丸。（《丹溪纂要》）

肝热生翳（不拘大人小儿）。黄芩一两，淡豉三两，为末。每服三钱，以熟猪肝裹吃，温汤送下，日二服。忌酒面。（《卫生家宝方》）

少阳头痛（亦治太阳头痛，不拘偏正）。小清空膏：用片黄芩（酒浸透），晒干为末。每服

黄芩

一钱，茶酒任下。(东垣《兰室
秘藏》)

眉眶作痛（风热有痰）。黄
芩酒浸、白芷等分，为末。每服
二钱，茶下。(《洁古家珍》)

【主治】肠澼脓血。(《别录》)

秦艽

《本经》上品

▌释名 秦艽。〔时珍曰〕秦艽出秦中，以根作罗纹交纠者佳，故名秦艽、秦艽。

▌集解 〔弘景曰〕今出甘松、龙洞、蚕陵，以根作罗纹相交长大黄白色者为佳。

遂，黄疸烦渴之病须之，取其去阳明之湿热也。

【气味】苦，平，无毒。

【主治】寒热邪气，寒湿风痹，肢节痛，下水利小便。(《本经》)

除阳明风湿，及手足不遂，口噤牙痛口疮，肠风泻血，养血荣筋。(元素)

泄热益胆气。(好古)

治胃热虚劳发热。(时珍)

【发明】〔时珍曰〕秦艽，手足阳明经药也，兼入肝胆，故手足不

秦艽

胎动不安。秦艽、甘草（炙）、鹿角胶（炒）各半两，为末。每服三钱，水一大盏，糯米五十粒，煎服。（《圣惠方》）

茈 胡

《本经》上品

释名 〔时珍曰〕茈字有柴、紫二音。茈姜、茈草之茈皆音紫，茈胡之茈音柴。茈胡生山中，嫩则可茹，老则采而为柴，故苗有芸蒿、山菜、茹草之名，而根名柴胡也。

集解 〔时珍曰〕银州所产茈胡长尺余而微白且软，不易得也。北地所产者，亦如前胡而软，今人谓之北茈胡是也，入药亦良。南土所产者，不似前胡，正如蒿根，强硬不堪使用。

茈胡

根

【气味】苦，平，无毒。

【主治】心腹肠胃中结气，饮食积聚，寒热邪气，推陈致新。久服轻身明目益精。（《本经》）

治热劳骨节烦疼，热气肩背疼痛，劳乏羸瘦，下气消食，宣畅气血。主时疾内外热不解，单煮服之良。（甄权）

补五劳七伤，除烦止惊，益气力，消痰止嗽，润心肺，添精髓，健忘。（《大明》）

治阳气下陷，平肝胆三焦包络相火，及头痛眩晕，目昏赤痛障翳，耳聋鸣，诸疟，及肥气寒热，妇人热入血室，经水不调，小儿痘疹余热，五疳羸热。（时珍）

苗

【主治】卒聋，捣汁频滴之。（《千金》）

伤寒余热。茈胡四两，甘草一两，每服三钱，水一盏煎服。（许学士《本事方》）

虚劳发热。柴胡、人参等分，每服三钱，姜、枣同水煎服。（《澹寮方》）

湿热黄疸。柴胡一两，甘草二钱半，作一剂，以水一碗，白茅根一握，煎至七分，任意时时服，一日尽。（孙尚药《秘宝方》）

前 胡

《别录》中品

释名 〔时珍曰〕按孙愐《唐韵》作湔胡，名义未解。

集解 〔《别录》曰〕前胡二月、八月采根曝干。

〔弘景曰〕近道皆有，生下湿地，出吴兴者为胜。根似柴胡而柔软，为疗殆欲同，而《本经》上品有茈胡而无此，晚来医乃用之。

〔大明曰〕越、衢、婺、睦等处者皆好，七八月采之，外黑里白。

前胡

〔颂曰〕今陕西、梁汉、江淮、荆襄州郡及相州、孟州皆有之。春生苗，青白色，似斜蒿。初出时有白芽，长三四寸，味甚香美，又似芸蒿。七月内开白花，与葱花相类。八月结实。根青紫色。今廊延将来者，大与柴胡相似。但柴胡赤色而脆，前胡黄而柔软，为不同尔。

〔时珍曰〕前胡有数种，唯以苗高一二尺，色似斜蒿，叶如野菊而细瘦，嫩时可食，秋月开黪白花，类蛇床子花，其根皮黑肉白，有香气为真。大抵北地者为胜，故方书称北前胡云。

根

【气味】苦，微寒，无毒。

【主治】痰满，胸胁中痞，心

腹结气，风头痛，去痰实，下气，治伤寒寒热，推陈致新，明目益精。（《别录》）

能去热实，及时气内外俱热，单煮服之。（甄权）

治一切气，破癥结，开胃下食，通五脏，主霍乱转筋，骨节烦闷，反胃呕逆，气喘咳嗽，安胎，小儿一切疳气。（《大明》）

清肺热，化痰热，散风邪。（时珍）

【发明】〔时珍曰〕前胡味甘、辛，气微平，阳中之阴，降也。乃手足太阴阳明之药，与柴胡纯阳上升入少阳厥阴者不同也。其功长于下气，故能治痰热喘嗽痞膈呕逆诸疾，气下则火降，痰亦降矣。所以有推陈致新之绩，为痰气要药。

防 风

《本经》上品

▌释名▐ 茴芸、屏风。〔时珍曰〕防者，御也。其功疗风最要，故名。

▌集解▐〔颂曰〕今汴东、淮浙州郡皆有之。茎叶俱青绿色，茎深而叶淡，似青蒿而短小。春初时嫩紫红色，江东宋亳人采作菜茹，极爽口。五月开细白花，中心攒聚作大房，似莳萝花。实似胡荽子而大。根土黄色，与蜀葵根相类，二月、十月采之。关中生者，三月、六月采之，然轻虚不及齐州者良。

〔时珍曰〕江淮所产多是石防风，生于山石之间。二月采嫩苗作菜，辛甘而香，

【气味】甘，温，无毒。

【主治】大风，头眩痛恶风，风邪目盲无所见，风行周身，骨节疼痹，烦满。久服轻身。（《本经》）

胁痛胁风，头面去来，四肢挛急，字乳金疮内痓。（《别录》）

治三十六般风，男子一切劳劣，补中益神，风赤眼，止冷泪及瘫痪，通利五脏关脉，五劳七伤，羸损盗汗，心烦体重，能安神定志，匀气脉。（《大明》）

治上焦风邪，泻肺实，散头目

中滞气，经络中留湿，主上部见血。（元素）

搜肝气。（好古）

【主治】中风热汗出。（《别录》）

【主治】四肢拘急，行履不得，经脉虚羸，骨节间痛，心腹痛。（甄权）

【主治】疗风更优，调食之。（苏恭）

【发明】〔元素曰〕防风，治风通用，身半以上风邪用身，身半以下风邪用梢，治风去湿之仙药也，风能胜湿故尔。能泻肺实，误服泻人上焦元气。

〔杲曰〕防风治一身尽痛，乃卒伍卑贱之职，随所引而至，乃风药中润剂也。若补脾胃，非此引用不能行。凡脊痛项强，不可回顾，腰似折，项似拔者，乃手足太阳证，正当用防风。凡疮在胸膈以上，虽无手足太阳证，亦当用之，为能散结，去上部风。病人身体拘倦者，风也，诸疮见此证亦须用之。钱仲阳泻黄散中倍用防风者，乃于土中

泻木也。

防风

上卷　图文全解《本草纲目》

附方

自汗不止。防风用麸炒，猪皮煎汤下。（朱氏《集验方》）

睡中盗汗。防风二两，芎䓖一两，人参半两，为末。每服三钱，临卧饮下。（《易简方》）

消风顺气（老人大肠秘涩）。防风、枳壳（麸炒）一两，甘草半两，为末，每食前白汤服二钱。（《简便方》）

解野菌毒。防风煎汁饮之。（《千金方》）

破伤中风（牙关紧急）。天南星、防风等分，为末。每服二三匙，童子小便五升，煎至四升，分二服，即止也。（《经验后方》）

白鲜

《本经》中品

［释名］ 白膻、白羊鲜、地羊鲜、金雀儿椒。〔弘景曰〕俗呼为白羊鲜。气息正似羊膻，故又名白膻。

〔时珍曰〕鲜者，羊之气也。此草根白色，作羊膻气，其子累累如椒，故有诸名。

［集解］ 〔《别录》曰〕白鲜皮生上谷川谷及冤句，四月、五月采根阴干。

〔弘景曰〕近道处处有，以蜀中者为良。

〔恭曰〕其叶似茱萸，高尺余，根皮白而心实，花紫白色。根宜二月采，若四月、五月采，便虚恶矣。

〔颂曰〕今河中、江宁府、滁州、润州皆有之。苗高尺余，茎青，叶稍白，如槐亦似茱萸。四月开花淡紫色，似小蜀葵花。根似小蔓菁，皮黄白而心实。山人采嫩苗为菜茹。

根 皮

［气味］ 苦，寒，无毒。

［主治］ 头风黄疸，咳逆淋沥，女子阴中肿痛，湿痹死肌，不可屈伸起止行步。（《本经》）

疗四肢不安，时行腹中大热饮水，欲走大呼，小儿惊痫，妇人产后余痛。（《别录》）

治一切热毒风、恶风，风疮疥癣赤烂，眉发脱脆，皮肌急，壮热恶寒，解热黄、酒黄、急黄、谷黄、劳黄。（甄权）

通关节，利九窍及血脉，通小肠水气，天行时疾，头痛眼疼。其花同功。（《大明》）

［发明］ 〔时珍曰〕白鲜皮气寒善行，味苦性燥，足太阴、阳明经去湿热药也，兼入手太阴、阳明，为诸黄风痹要药。世医止施之疮科，浅矣。

白鲜

附方

鼠瘘已破（出脓血者）。白鲜皮煮汁，服一升，当吐若鼠子也。（《肘后方》）

产后中风（人虚不可服他药者）。一物白鲜皮汤，用新汲水三升，煮取一升，温服。（陈延之《小品方》）

独　活

《本经》上品

释名 羌活、羌青、独摇草。〔弘景曰〕一茎直上，不为风摇，故曰独活。

集解 〔时珍曰〕独活、羌活乃一类二种，以中国者为独活，西羌者为羌活。

【气味】苦、甘，平，无毒。

【主治】风寒所击，金疮止痛，奔豚痫痓，女子疝瘕。久服轻身耐老。（《本经》）

羌独活：治一切风并气，筋骨挛拳，骨节酸疼，头旋目赤疼痛，五劳七伤，利五脏及伏梁水气。（《大明》）

治风寒湿痹，酸痛不仁，诸风掉眩，颈项难伸。（李杲）

去肾间风邪，搜肝风，泻肝气，治项强、腰脊痛。（好古）

【发明】〔恭曰〕疗风宜用独活，兼水宜用羌活。

〔刘完素曰〕独活不摇风而治风，浮萍不沉水而利水，因其所胜而为制也。

〔张元素曰〕风能胜湿，故羌活能治水湿。独活与细辛同用，治少阴头痛。头晕目眩，非此不能除。羌活与川芎同用，治太阳、少阴头痛，透关利节，治督脉为病，脊强而厥。

〔好古曰〕羌活乃足太阳、厥阴、少阴药，与独活不分二种。后人因羌活气雄，独活气细。故雄者治足太阳风湿相搏，头痛、肢节痛、一身尽痛者，非此不能除，乃却乱反正之主君药也。细者治足少阴伏风，头痛、两足湿痹、不能动止者，非此不能治，而不治太阳之证。

独活

〔时珍曰〕羌活、独活皆能逐风胜湿，透关利节，但气有刚劣不同尔。《素问》云：从下上者，引而去之。二味苦辛而温，味之薄者，阴中之阳，故能引气上升，通达周身，而散风胜湿。按《文系》曰：唐刘师贞之兄病风。梦神人曰：但取胡王使者浸酒服便愈。师贞访问皆不晓。复梦其母曰：胡王使者，即羌活也。求而用之，兄疾遂愈。

〔嘉谟曰〕羌活本手足太阳表里引经之药，又入足少阴、厥阴。名列君部之中，非比柔懦之主。小无不入，大无不通。故能散肌表八风之邪，利周身百节之痛。

附方

中风口噤（通身冷，不知人）。独活四两，好酒一升，煎半升服。（《千金方》）

产后腹痛。羌活二两，煎酒服。（《必效方》）

妊娠浮肿。羌活、萝卜子同炒香，只取羌活为末。每服二钱，温酒调下，一日一服，二日二服，三日三服。乃嘉兴主簿张昌明所传。（许学士《本事方》）

风牙肿痛。用独活煮酒热漱之。（《肘后方》）

石　蒜

宋《图经》

释名 乌蒜、老鸦蒜、蒜头草、婆婆酸、一枝箭、水麻。〔时珍曰〕蒜以根状名，箭以茎状名。

集解 〔颂曰〕水麻生鼎州、黔州，其根名石蒜，九月采之。或云金灯花根，亦名石蒜，即此类也。

〔时珍曰〕石蒜处处下湿地有之，古谓

之乌蒜，俗谓之老鸦蒜、一枝箭是也。春初生叶，如蒜秧及山慈姑叶，背有剑脊，四散布地。七月苗枯，乃于平地抽出一茎如箭杆，长尺许。茎端开花四五朵，六出红色，如山丹花状而瓣长，黄蕊长须。其根状如蒜，皮色紫赤，肉白色。此有小毒，而《救荒本草》言其可煠熟水浸过食，盖为救荒尔。一种叶如大韭，四五月抽茎，开花如小萱花黄白色者，谓之铁色箭，功与此同。二物并抽茎开花，后乃生叶，叶花不相见，与金灯同。

石蒜

附方

产肠脱下。老鸦蒜即酸头草一把，以水三碗，煎一碗半，去滓熏洗，神效。（危氏《得效方》）

便毒诸疮。一枝箭，捣烂涂之即消。若毒太甚者，洗净，以生白酒煎服，得微汗即愈。（王永辅《济世方》）

根

【气味】辛，甘，温，有小毒。

【主治】敷贴肿毒。（苏颂）

疔疮恶核，可水煎服取汗，及捣敷之。又中溪毒者，酒煎半升服。取吐良。（时珍）

升 麻

《本经》上品

■释名■ 周麻。〔时珍曰〕其叶似麻，其性上升，故名。

■集解■ 〔《别录》曰〕升麻生益州山谷，二月、八月采根日干。

根

【气味】甘、苦，平、微寒，无毒。

【主治】解百毒，杀百精老物殃鬼，辟瘟疫瘴气邪气蛊毒，入口皆吐出，中恶腹痛，时气毒疠，头痛寒热，风肿诸毒，喉痛口疮。久服不夭，轻身长年。（《本经》）

治阳明头痛，补脾胃，去皮肤风邪，解肌肉间风热，疗肺痿咳唾

脓血，能发浮汗。（元素）

牙根浮烂恶臭，太阳鼽衄，为疮家圣药。（好古）

消斑疹，行瘀血，治阳陷眩晕，胸胁虚痛，久泄下痢，后重遗浊，带下崩中，血淋下血，阴痿足寒。（时珍）

【发明】〔元素曰〕补脾胃药，非此为引用不能取效。脾痹非此不能除。其用有四：手足阳明引经，一也；升阳气于至阴之下，二也；去至高之上及皮肤风邪，三也；治阳明头痛，四也。

〔杲曰〕升麻发散阳明风邪，升胃中清气，又引甘温之药上升，以补卫气之散而实其表。故元气不足者，用此于阴中升阳，又缓带脉之缩急。此胃虚伤冷，郁遏阳气于脾土者，宜升麻、葛根以升散其火郁。

〔好古曰〕升麻、葛根汤，乃阳明发散药。若初病太阳证便服之，发动其汗，必传阳明，反成其害也。朱肱《活人书》言瘀血入里、吐血衄血者，犀角地黄汤，乃阳明经圣药。如无犀角，以升麻代之。二物性味相远，何以代之？盖以升麻能引地黄及余药同入阳明也。

升麻

〔时珍曰〕升麻引阳明清气上行，柴胡引少阳清气上行。此乃禀赋素弱，元气虚馁，及劳役饥饱生冷内伤，脾胃引经最要药也。升麻葛根汤乃发散阳明风寒药也。时珍用治阳气郁遏，及元气下陷诸病，时行赤眼，每有殊效，神而明之，方可执泥乎？

附方

喉痹作痛。升麻片含咽。或以半两煎服取吐。（《直指方》）

胃热齿痛。升麻煎汤饮，热漱咽之，解毒。或加生地黄。（《直指方》）

热痱瘙痒。升麻煎汤饮，并洗之。（《千金方》）

苦参

《本经》中品

释名 地槐、水槐。〔时珍曰〕苦以味名，参以功名，槐以叶形名也。

集解〔《别录》曰〕苦参生汝南山谷及田野，三月、八月、十月采根曝干。

〔弘景曰〕近道处处有之。叶极似槐叶，花黄色，子作荚，根味至苦恶。

〔颂曰〕其根黄色，长五七寸许，两指粗细。三五茎并生，苗高三四尺以来。叶碎青色，极似槐叶，春生冬凋。其花黄白色，七月结实如小豆子。河北生者无花子。五月、六月、八月、十月采根曝干。

〔时珍曰〕七八月结角如萝卜子，角内有子二三粒，如小豆而坚。

根

【气味】苦，寒，无毒。

【主治】心腹结气，癥瘕积聚，黄疸，溺有余沥，逐水，除痈肿，补中，明目止泪。（《本经》）

渍酒饮，治疥杀虫。（弘景）

治恶虫，胫酸。（苏恭）

治热毒风，皮肌烦燥生疮，渍酒饮，赤癞眉脱，除大热嗜睡，治腹中冷痛，中恶腹痛。（甄权）

杀疳虫。炒存性，米饮服，治肠风泻血并热痢。（《大明》）

【发明】〔元素曰〕苦参味苦气沉纯阴，足少阴肾经君药也。治本

经须用，能逐湿。

〔颂曰〕古今方用治风热疮疹最多。

〔震亨曰〕苦参能峻补阴气，或得之而致腰重者，因其气降而不升也，非伤肾之谓也。其治大风有功，况风热细疹乎？

〔时珍曰〕子午乃少阴君火对化，故苦参、黄柏之苦寒，皆能补肾，盖取其苦燥湿、寒除热也。热生风，湿生虫，故又能治风杀虫。唯肾水弱而相火胜者，用之相宜。若火衰精冷，真元不足，及年高之人，不可用也。

实

十月收采。

【气味】同根。

【主治】久服轻身不老，明目。饵如槐子法，有验。（苏恭）

苦参

小儿身热。苦参煎汤浴之，良。(《外台秘要》)

毒热足肿（作痛欲脱者）。苦参煮酒渍之。(姚僧坦《集验方》)

大肠脱肛。苦参、五倍子、陈壁土等分，煎汤洗之，以木贼末敷之。(《医方摘要》)

齿缝出血。苦参一两，枯矾一钱，为末，日三揩之，立验。(《普济方》)

延胡索

宋《开宝》

释名 玄胡索。〔好古曰〕本名玄胡索，避宋真宗讳，改玄为延也。

集解 〔藏器曰〕延胡索生奚国，从安东来，根如半夏，色黄。

〔时珍曰〕奚乃东北夷也。今二茅山西上龙洞种之。每年寒露后栽，立春后生苗，叶如竹叶样，三月长三寸高，根丛生如芋卵样，立夏掘起。

根

【气味】辛，温，无毒。

【主治】破血，妇人月经不调，腹中结块，崩中淋露，产后诸血病，血运，暴血冲上，因损下血。煮酒或酒磨服。(《开宝》)

除风治气，暖腰膝，止暴腰痛，破癥癖，扑损瘀血，落胎。(《大明》)

治心气小腹痛，有神。(好古)

散气，治肾气，通经络。(李珣)

活血利气，止痛，通小便。(时珍)

【发明】〔珣曰〕主肾气，及破产后恶露或儿枕。与三棱、鳖甲、大黄为散甚良，虫蛀成末者尤良。

〔时珍曰〕玄胡索味苦微辛，气温，入手足太阴厥阴四经，能行血中气滞，气中血滞，故专治一身上下诸痛，用之中的，妙不可言。荆穆王妃胡氏，因食荞麦面着怒，遂病胃脘当心痛，不可忍。医用吐下行气化滞诸药，皆入口即吐，不能奏功。大便三日不通。因思雷公《炮炙论》云：心痛欲死，速觅延胡。乃以玄胡索末三钱，温酒调下，即纳入，少顷大便行而痛遂止。又华老年五十余，病下痢腹痛垂死，已备棺木。予用此药三钱，米饮服之，痛即减十之五，调理而安。按《方勺泊宅编》云：一人病遍体作痛，殆不可忍。都下医或云中风，或云中湿，或云脚气，药悉不效。周离亨言：是气血凝滞所致。用玄胡索、当归、桂心等分，为末，温酒服三四钱，随量频进，以止为度，遂痛止。盖玄胡索能活血化气，第一品药也。其后赵待制霆因导引失节，肢体拘挛，亦用此数服而愈。

延胡索

附方

老小咳嗽。玄胡索一两，枯矾二钱半，为末。每服二钱，软饧一块和，含之。（《仁存堂方》）

鼻出衄血。玄胡索末，绵裹塞耳内，左衄塞右，右衄塞左。（《普济方》）

小便不通。捻头散：治小儿小便不通。用玄胡索、川苦楝子等分，为末。每服半钱或一钱，白汤滴油数点调下。（钱仲阳《小儿直诀》）

膜外气疼（及气块）。玄胡索不限多少，为末，猪胰一具，切作块子，炙熟蘸末，频食之。（《胜金方》）

热厥心痛（或发或止，久不愈，身热足寒者）。用玄胡索（去皮）、金铃子肉等分，为末，每温酒或白汤下二钱。（《圣惠方》）

疝气危急。玄胡索（盐炒）、全蝎（去毒生用）等分，为末。每服半钱，空心盐酒下。（《直指方》）

偏正头痛（不可忍者）。玄胡索七枚，青黛二钱，牙皂二个（去皮子），为末，水和丸如杏仁大。每以水化一丸，灌入病人鼻内，随左右，口咬铜钱一个，当有涎出成盆而愈。（《永类方》）

贝 母

释名 莔（音萌）。〔时珍曰〕诗云言采其莔，即此。一作蝱，谓根状如蝱也。

集解〔敩曰〕贝母中有独颗团不作两片无皱者，号曰丹龙精，不入药用。误服令人筋脉永不收，唯以黄精、小蓝汁服之，立解。

【气味】辛，平，无毒。

【主治】伤寒烦热，淋沥邪气疝瘕，喉痹乳难，金疮风痉。（《本经》）

疗腹中结实，心下满，洗洗恶风寒，目眩项直，咳嗽上气，止烦热渴，出汗，安五脏，利骨髓。（《别录》）

消痰，润心肺。末和砂糖丸含，止嗽。烧灰油调，敷人畜恶疮，敛疮口。（《大明》）

主胸胁逆气，时疾黄疸。研末点目，去肤翳。以七枚作末酒服，治产难及胞衣不出。与连翘同服，主项下瘤瘿疾。（甄权）

【发明】〔承曰〕贝母能散心胸郁结之气，故诗云，言采其莔，是也。作诗者，本以不得志而言。今用治心中气不快、多愁郁者，殊有功，信矣。

〔颂曰〕贝母治恶疮。唐人记其事云：江左尝有商人，左膊上有疮如人面，亦无他苦。商人戏以酒滴口中，其面赤色。以物食之，亦能食，多则膊内肉胀起。或不食，则一臂痹焉。有名医教其历试诸药，金石草木之类，悉无所苦，至贝母，其疮乃聚眉闭口。商人喜，因以小苇筒毁其口灌之，数日成痂遂愈，然不知何疾也。《本经》言主金疮，此岂金疮之类欤。

贝母

化痰降气（止咳解郁，消食除胀，有奇效）。用贝母（去心）一两，姜制厚朴半两，蜜丸梧子大，每白汤下五十丸。（笔峰方）

妊娠尿难（饮食如故）。用贝母、苦参、当归各四两，为末，蜜丸小豆大，每饮服三丸至十丸。（《金匮要略》）

山 慈 姑

宋《嘉祐》

释名 金灯、朱姑。〔时珍曰〕根状如水慈姑，花状如灯笼而朱色，故有诸名。

集解 〔时珍曰〕山慈姑处处有之。冬月生叶，如水仙花之叶而狭。

根

【气味】甘、微辛，有小毒。

【主治】痈肿疮瘘瘰疬结核等，醋磨敷之。（藏器）

牙龈肿痛。红灯笼枝根，煎汤漱吐。（孙天仁《集效方》）

叶

【主治】疮肿，入蜜捣涂疮口，候清血出，效。（慎微）

涂乳痈、便毒尤妙。（时珍）

花

【主治】小便血淋涩痛，同地檗花阴干，每用三钱，水煎服。（《圣惠》）

山慈姑

本草纲目

附方

中溪毒生疮。朱姑叶捣烂涂

之。生东间，叶如蒜叶。(《外台秘要》)

龙 胆

《本经》中品

释名 陵游。〔志曰〕叶如龙葵，味苦如胆，因以为名。

集解〔《别录》曰〕龙胆生齐朐山谷及冤句，二月、八月、十一月、十二月采根阴干。

〔弘景曰〕今出近道，以吴兴者为胜。根状似牛膝，其味甚苦。

〔颂曰〕宿根黄白色，下抽根十余条，类牛膝而短。直上生苗，高尺余。四月生叶如嫩蒜，细茎如小竹枝。七月开花，如牵牛花，作铃铎状，青碧色。冬后结子，苗便枯。俗呼草龙胆。又有山龙胆，味苦涩，其叶经霜雪不凋。山人用治四肢疼痛，与此同类而别种也。采无时。

根

【气味】苦、涩，大寒，无毒。

【主治】骨间寒热，惊痫邪气，续绝伤，定五脏，杀蛊毒。(《本经》)

治小儿壮热骨热，惊痫入心，时疾热黄，痈肿口疮。(甄权)

除胃中伏热，时气温热，热泄下痢，去肠中小虫，益肝胆气，止惊惕。久服益智不忘，轻身耐老。(《别录》)

客忤疳气，热病狂语，明目止烦，治疮疥。(《大明》)

去目中黄及睛赤肿胀，瘀肉高起，痛不可忍。(元素)

退肝经邪热，除下焦湿热之肿，泻膀胱火。(李杲)

疗咽喉痛，风热盗汗。(时珍)

【发明】〔元素曰〕龙胆味苦性寒，气味俱厚，沉而降，阴也，足厥阴、少阳经气分药也。其用有四：除下部风湿，一也；及湿热，二也；脐下至足肿痛，三也；寒湿脚气，四也。下行之功与防己同，酒浸则能上行，外行以柴胡为主，龙胆为

二〇八

使，治眼中疾必用之药。

〔时珍曰〕相火寄在肝胆，有泻无补，故龙胆之益肝胆之气，正以其能泻肝胆之邪热也。但大苦大寒，过服恐伤胃中生发之气，反助火邪，亦久服黄连反从火化之义。《别录》久服轻身之说，恐不足信。

附方

伤寒发狂。草龙胆为末，入鸡子清、白蜜，化凉水服二钱。

龙胆

（《伤寒蕴要》）

四肢疼痛。山龙胆根细切，用生姜自然汁浸一宿，去其性，焙干捣末，水煎一钱匕，温服之。此与龙胆同类别种，经霜不凋。（苏颂《图经本草》）

谷疸劳疸。谷疸因食而得，劳疸因劳而得。用龙胆一两，苦参三两，为末，牛胆汁和丸梧子大。先食以麦饮服五丸，日三服，不知稍增。劳疸加龙胆一两，栀子仁三七枚，以猪胆和丸。（《删繁方》）

一切盗汗（妇人、小儿一切盗汗，又治伤寒后盗汗不止）。龙胆草研末，每服一钱，猪胆汁三两点，入温酒少许调服。（杨氏《家藏方》）

小儿盗汗（身热）。龙胆草、防风各等分，为末。每服一钱，米饮调下。亦可丸服，及水煎服。（《婴童百问》）

暑行目涩。生龙胆捣汁一合，黄连切烂浸汁一匙，和点之。（危氏《得效方》）

白　茅

释名 根名茹根、兰根、地筋。〔时珍曰〕茅叶如矛，故谓之茅。其根牵连，故谓之茹。

集解 〔时珍曰〕白茅短小，三四月开白花成穗，结细实。其根甚长，白软如筋而有节，味甘，俗呼丝茅。

茅根

【气味】甘，寒，无毒。

【主治】劳伤虚羸，补中益气，除瘀血血闭寒热，利小便。（《本经》）

下五淋，除客热在肠胃，止渴坚筋，妇人崩中。久服利人。（《别录》）

止吐衄诸血，伤寒哕逆，肺热喘急，水肿黄疸，解酒毒。（时珍）

【发明】〔时珍曰〕白茅根甘，能除伏热，利小便，故能止诸血哕逆喘急消渴，治黄疸水肿，乃良物也。

白茅

附方

反胃上气（食入即吐）。茅根、芦根二两，水四升，煮二升，顿服得下，良。（《圣济总录》）

肺热气喘。生茅根一握，咬咀，水二盏，煎一盏，食后温服。甚者三服止，名如神汤。（《圣惠方》）

虚后水肿（因饮水多，小便不利）。用白茅根一大把，小豆三升，水三升，煮干，去茅食豆，水随小便下也。（《肘后方》）

五种黄病（黄疸、谷疸、酒疸、女疸、劳疸也）。用生茅根一把，细切，以猪肉一斤，合作羹食。（《肘后方》）

细　辛

《本经》上品

释名　小辛、少辛。〔颂曰〕华州真细辛，根细而味极辛，故名之曰细辛。

集解〔颂曰〕今处处有之，皆不及华阴者为真。其根细而极辛。今人多以杜衡为之。杜衡根似饭帚密闹，细长四五寸，微黄白色，江淮呼为马蹄香，不可误用。

〔时珍曰〕大抵能乱细辛者，不止杜衡，皆当以根苗色味细辨之。叶似小葵，柔茎细根，直而色紫，味极辛者，细辛也。叶似马蹄，茎微粗，根曲而黄色，味亦辛者，杜衡也。一茎直上，茎端生叶如伞，根似细辛，微粗直而黄白色，味辛微苦者，鬼督邮也。似鬼督邮而色黑者，及己也。叶似小桑，根似细辛，微粗长而黄色，味辛而有臊气者，徐长卿也。

细辛

 根

【气味】辛，温，无毒。

【主治】咳逆上气，头痛脑动，百节拘挛，风湿痹痛死肌。久服明目利九窍，轻身长年。(《本经》)

温中下气，破痰利水道，开胸中滞结，除喉痹齆鼻不闻香臭，风痫癫疾，下乳结，汗不出，血不行，安五脏，益肝胆，通精气。(《别录》)

添胆气，治嗽，去皮风湿痒，风眼泪下，除齿痛，血闭，妇人血沥腰痛。(甄权)

润肝燥，治督脉为病，脊强而厥。(好古)

治口舌生疮、大便燥结，起目中倒睫。(时珍)

【发明】〔宗奭曰〕治头面风痛，不可缺此。

〔元素曰〕细辛气温，味大辛，气厚于味，阳也，升也，入足厥阴、少阴血分，为手少阴引经之药。香味俱细，故入少阴，与独活相类。以独活为使，治少阴头痛如神。亦止诸阳头痛，诸风通用之。味辛而热，温少阴之经，散水气以去内寒。

〔成无己曰〕水停心下不行，则肾气燥，宜辛以润之。细辛之辛，以行水气而润燥。

〔杲曰〕胆气不足，细辛补之。又治邪气自里之表，故仲景少阴证，用麻黄附子细辛汤。

〔时珍曰〕气之厚者能发热，阳中之阳也。辛温能散，故诸风寒风湿头痛痰饮胸中滞气惊痫者，宜用之。口疮喉痹齼齿诸病用之者，取其能散浮热，亦火郁则发之之义也。辛能泄肺，故风寒咳嗽上气者，宜用之。辛能补肝，故胆气不足，惊痫眼目诸病，宜用之。辛能润燥，故通少阴及耳窍，便涩者宜用之。

〔承曰〕细辛非华阴者不得为真。若单用末，不可过一钱。多则气闷塞不通者死，虽死无伤。近年开平狱中尝治此，不可不记。非本有毒，但不识多寡耳。

本草纲目

附方

虚寒呕哕（饮食不下）。细辛去叶半两，丁香二钱半，为末。每服一钱，柿蒂汤下。（《外台秘要》）

小儿客忤（口不能言）。细辛、桂心末等分，以少许内口中。（《外台秘要》）

小儿口疮。细辛末，醋调，贴脐上。（《卫生家宝方》）

口舌生疮。细辛、黄连等分，为末掺之，漱涎甚效，名兼金散。一方用细辛、黄柏。（《三因方》）

口臭齼齿（肿痛）。细辛煮浓汁，热含冷吐，取瘥。（《圣惠方》）

鼻中息肉。细辛末，时时吹之。（《圣惠方》）

诸般耳聋。细辛末，溶黄蜡丸鼠屎大，绵裹一丸塞之，一二次即愈。须戒怒气，名聪耳丸。（龚氏《经验方》）

暗风卒倒（不省人事）。细辛末，吹入鼻中。（危氏《得效方》）

二二二

芒

《拾遗》

释名 杜荣、笆芒、笆茅。〔时珍曰〕芒,《尔雅》作莣。今俗谓之笆茅,可以为篱笆故也。

集解 〔藏器曰〕《尔雅》: 莣,杜荣。郭璞注云: 草似茅,皮可为绳索履屩也。今东人多以为笆。又曰: 石芒生高山,如芒而节短,江西呼为折草,六七月生穗如荻。

〔时珍曰〕芒有二种,皆丛生,叶皆如茅而大,长四五尺,甚快利,伤人如锋刃。七月抽长茎,开白花成穗,如芦苇花者,芒也; 五月抽短茎,开花如芒者,石芒也。并于花将放时剥其箨皮,可为绳箔草履诸物,其茎穗可为扫帚也。

茎

【气味】甘,平,无毒。

【主治】人畜为虎狼等伤,恐毒入内,取茎杂葛根浓煮汁服,亦生取汁服。(藏器)

煮汁服,散血。(时珍)

败 芒 箔

【主治】产妇血满腹胀痛,血渴,恶露不尽,月闭,止好血,下恶血,去鬼气疰痛癥结,酒煮服之。亦烧末,酒下。弥久着烟者佳。(藏器)

芒

水 仙

《会编》

释名 金盏银台。〔时珍曰〕此物宜卑湿处,不可缺水,故名水仙。金盏银台,花之状也。

集解 〔机曰〕水仙花叶似蒜,其花香甚　　清。九月初栽于肥壤,则花茂盛,瘦地则无花。五月初收根，以童尿浸一宿，晒干，悬火暖处。若不移宿根更旺。

〔时珍曰〕水仙丛生下湿处。其根似蒜及薤而长，外有赤皮裹之。冬月生叶，似薤及蒜。春初抽茎，如葱头。茎头开花数朵，大如簪头，状如酒杯，五尖上承，黄心，宛然盖样，其花莹韵，其香清幽，一种千叶者，花敛，下轻黄而上淡白，不作杯状，人重之，指为真水仙，盖不然，乃一物二种尔。亦有红花者。按段成式《酉阳杂俎》云：棕衹出拂林国，根大如鸡卵，苗长三四尺，叶似蒜叶，中心抽条，茎端开花，六出，红白色，花心黄赤，不结子，冬生夏死。取花压油，涂身去风气，据此形状，与水仙仿佛，岂外国名谓不同耶？

水仙

 根

【气味】苦、微辛，滑，寒，无毒。

〔土宿真君曰〕取汁伏汞，煮雄黄，拒火。

【主治】痈肿及鱼骨鲠。（时珍）

 花

【主治】作香泽，涂身理发，去风气。又疗妇人五心发热，同干荷叶、赤芍药等分，为末，白汤每服二钱，热自退也。（时珍）

杜　衡

《别录》中品

▌**释名** 杜葵、马蹄香、土卤、土细辛。〔恭曰〕杜衡叶似葵，形似马蹄，故俗名马蹄香。

▌**集解** 〔《别录》曰〕杜衡生山谷，三月三日采根，熟洗曝干。

〔弘景曰〕根叶都似细辛，唯气小异尔。处处有之。方药少用，唯道家服之。令人身衣香。

〔恭曰〕生山之阴，水泽下湿地。叶似葵，形如马蹄。根似细辛、白前等。今俗以及己代之，谬矣。及己独茎，茎端四叶，叶间白花，殊无芳气。有毒，服之令人吐，唯疗疮疥，不可乱杜衡也。

〔颂曰〕今江淮间皆有之。春初于宿根上生苗，叶似马蹄下状，高二三寸，茎如麦藁粗细，每窠上有五七叶，或八九叶，别无枝蔓。又于茎叶间縛内芦头上贴地生紫花，其花似见不见，暗结实如豆大，窠内有碎子，似天仙子。苗叶俱青，经霜即枯，其根成空，有似饭带密闹，细长四五寸，粗于细辛，微黄白色，味辛，江淮俗呼为马蹄香。

〔宗奭曰〕杜衡用根似细辛，但根色白，叶如马蹄之下。市人往往以乱细辛，将二物相对，便见真伪。况细辛唯出华州者良。杜衡色黄，拳局而脆，干则作团。

〔时珍曰〕按《土宿本草》云：杜细辛，叶圆如马蹄，紫背者良，江南、荆湖、川陕、闽广俱有之。取自然汁，可伏硫、砒、制汞。

杜衡

根

【气味】辛，温，无毒。

【主治】风寒咳逆。作浴汤，香人衣体。（《别录》）

止气奔喘促，消痰饮，破留血，项间瘿瘤之疾。（甄权）

下气杀虫。（时珍）

【发明】〔时珍曰〕古方吐药往往用杜衡者，非杜衡也，乃及己也。及己似细辛而有毒，吐人。昔人多以及己当杜衡，杜衡当细辛，故尔错误也。杜衡则无毒，不吐人，功虽不及细辛，而亦能散风寒，下气消痰，行水破血也。

附方

风寒头痛（伤风伤寒，头痛发热，初觉者）。马蹄香为末，每服一钱，热酒调下，少顷饮热茶一碗，催之出汗即愈，名香汗散。（王英《杏林摘要》）

饮水停滞（大热行极，及食热饼后，饮冷水过多不消，停滞在胸不利，呼吸喘息者）。杜衡三分，瓜蒂二分，人参一分，为末。汤服一钱，日二服，取吐为度。（《肘后方》）

痰气哮喘。马蹄香焙研，每服二三钱，正发时淡醋调下，少顷吐出痰涎为验。（《普济方》）

噎食膈气。马蹄香四两，为末，好酒三升，熬膏。每服二匙，好酒调下，日三服。（孙氏《集效方》）

吐血瘀聚。凡吐血后，心中不闷者必止；若烦躁闷乱刺胀者，尚有瘀血在胃，宜吐之。方同饮水停滞。

缩 砂 密

宋《开宝》

释名〔时珍曰〕名义未详。藕下白蒻多密，取其密藏之意。此物实在根下，仁藏壳内，亦或此意欤。

集解〔珣曰〕缩砂密生西海及西戎、波斯诸国。多从安东道来。

〔志曰〕生南地。苗似廉姜，子形如白豆蔻，其皮紧厚而皱，黄赤色，八月采之。

〔颂曰〕今唯岭南山泽间有之。苗茎似高良姜，高三四尺，叶青，长八九寸，阔半寸已来。三月、四月开花在根下，五六月成实，五七十枚作一穗，状似益智而圆，皮紧厚而皱，有粟纹，外有细刺，黄赤色。皮间细子一团，八隔，可四十余粒，如大黍米，外微黑色，内白而香，似白豆蔻仁。七月、八月采之。辛香可调食味，及蜜煎糖缠用。

【气味】辛，温，涩，无毒。

【主治】虚劳冷泻，宿食不消，赤白泄痢，腹中虚痛下气。（《开宝》）

主冷气腹痛，止休息气痢劳损，消化水谷，温暖脾胃。（甄权）

上气咳嗽，奔豚鬼疰，惊痫邪气。（藏器）

一切气，霍乱转筋，能起酒香味。（《大明》）

和中行气，止痛安胎。（杨士瀛）

治脾胃气结滞不散。（元素）

补肺醒脾，养胃益肾，理元气，通滞气，散寒饮胀痞，噎膈呕吐，止女子崩中，除咽喉口齿浮热，化铜铁骨哽。（时珍）

【发明】〔时珍曰〕按韩悫《医通》云：肾恶燥。以辛润之。缩砂仁之辛，以润肾燥。又云：缩砂属土，主醒脾调胃，引诸药归宿丹

缩砂密

田。香而能窜，和合五脏冲和之气，如天地以土为冲和之气，故补肾药用同地黄丸蒸，取其达下之旨也。又化骨食草木药及方士炼三黄皆用之，不知其性何以能制此物也？

附方

冷滑下痢（不禁，虚羸）。用缩砂仁熬为末，以羊子肝薄切掺之，瓦上焙干为末，入二姜末等分，饭丸梧子大，每服四十丸，白汤下，日二服。又方：缩砂仁、炮附子、干姜、厚朴、陈橘皮等分，为末，饭丸梧子大。每服四十丸，米饮下，日二服。（并《药性论》）

大便泻血（三代相传者）。缩砂仁为末，米饮热服二钱，以愈为度。（《十便良方》）

小儿脱肛。缩砂去皮为末，以猪腰子一片，批开擦末在内，缚定，煮熟与儿食，次服白矾丸。如气逆肿喘者，不治。（《保幼大全》）

遍身肿满（阴亦肿者）。用缩砂仁、土狗一个，等分，研，和老酒服之。（《直指方》）

痰气膈胀。砂仁捣碎，以萝卜汁浸透，焙干为末。每服一二钱，食远沸汤服。（《简便方》）

上气咳逆。砂仁（洗净，炒研）、生姜（连皮）等分，捣烂，热酒食远泡服。（《简便方》）

子痫昏冒。缩砂和皮炒黑，热酒调下二钱。不饮者，米饮下。此方安胎止痛皆效，不可尽述。（温隐居方）

妊娠胎动（偶因所触，或跌坠伤损，致胎不安，痛不可忍者）。缩砂熨斗内炒热，去皮用仁，捣碎。每服二钱，热酒调下。须臾觉腹中胎动处极热，即胎已安矣。神效。（孙尚药方）

妇人血崩。新缩砂仁，新瓦焙研末，米饮服三钱。（《妇人良方》）

热拥咽痛。缩砂壳为末，水服一钱。（戴原礼方）

牙齿疼痛。缩砂常嚼之良。（《直指方》）

口吻生疮。缩砂壳煅研，擦之即愈。此蔡医博秘方也。（黎居士《简易方》）

鱼骨入咽。缩砂、甘草等分，为末。绵裹含之咽汁，当随痰出矣。（王璆《百一选方》）